Natürliche Hormontherapie

Alle Angaben in diesem Buch sind von Verlag und Autorinnen sorgfältig geprüft.
Jegliche Haftung für Personen-, Sach- und Vermögensschäden
ist jedoch ausgeschlossen.

Annelie Scheuernstuhl / Anne Hild:
Natürliche Hormontherapie
© Aurum in J. Kamphausen Verlag &
Distribution GmbH, Bielefeld 2010
info@j-kamphausen.de

Lektorat: Anja Schemionek
Umschlaggestaltung: ad-department
Typografie/Satz: Wilfried Klei
Druck & Verarbeitung:
Westermann Druck Zwickau

www.weltinnenraum.de

7. Auflage 2012

Bibliografische Information der Deutschen Nationalbibliothek

Die Deutsche Nationalbibliothek verzeichnet diese
Publikation in der Deutschen Nationalbibliografie;
detaillierte bibliografische Daten sind im Internet
über **http://dnb.d-nb.de** abrufbar.

ISBN 978-3-89901-244-6

Dieses Buch wurde auf 100% Altpapier gedruckt und ist alterungsbeständig.
Weitere Informationen hierzu finden Sie unter www.weltinnenraum.de.

Dr. med. Annelie Scheuernstuhl
HP Anne Hild

Natürliche Hormontherapie

Alles Wissenswerte über Hormone,
die Ihre Gesundheit nebenwirkungsfrei
ins Gleichgewicht bringen können!

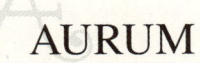

AURUM

Um klar zu sehen,

genügt oft ein Wechsel der Blickrichtung.

ANTOINE DE SAINT EXUPÉRY

Vorwort und Vorstellung der Autorinnen

D urch neue Studien wird immer offensichtlicher, wie wichtig das geordnete Zusammenspiel aller Hormone in unserem Körper für die Gesundheit ist. Daraus folgt, dass eine Hormonsubstitution immer Simulation der Natur sein sollte, das heißt, dass das Fehlende mit exakt dem Stoff ersetzt wird, der eben fehlt und im Zusammenspiel aller beteiligten Stoffe so das Gleichgewicht wiederhergestellt wird. Während jahrzehntelang meist nur biochemisch veränderte, dem Körper fremde Stoffe zur Therapie verwendet wurden, die fälschlicherweise und irreführend auch noch „Hormone" genannt wurden und werden, gibt es zunehmend, aber ebenfalls schon seit Jahrzehnten bekannt, die Möglichkeit mit bioidentischen, natürlichen, dem Körper vertrauten, den wirklichen, echten Hormonen zu behandeln.

Es gibt keine Zelle unseres Körpers, die nicht durch Hormone beeinflusst wird. Hormone sind die Regisseure des Lebens und ihr Fehlen kann zu vielfältigen Beschwerden, zur Beeinträchtigung der Lebensqualität, zu Erkrankungen, schweren Krankheiten und sogar zum Tod führen.

Bei „Hormonen" denken die meisten Menschen an die Geschlechtshormone, die sogenannten Steroidhormone, und ihren minderwertigen und untauglichen Ersatz bei Beschwerden der Menopause oder bei der Gabe der „Pille" zur Verhütung von Schwangerschaften. Doch das, was hier zum Einsatz kommt, sind keine Hormone, sondern Medikamente mit Hormonwirkung, die, wie jedes andere Medikament, auch Nebenwirkungen haben, die zum Teil gravierend sind und sogar tödlich sein können.

Wenn unsere Hormonlage aus dem Gleichgewicht geraten ist, in der Pubertät, nach einer Schwangerschaft, in den Jahren zwischen dreißig und fünfzig, der sogenannten Prämenopause, in der Menopause oder auch durch Phasen mit viel Stress, durch Eingriffe ins Hormonsystem, wie der sog. „Pille", der „Hormon"-Spirale und Ähnlichem, kommt es zu vielfältigen Beschwerden, die meist nicht mit Hormonen in Zusammenhang gebracht werden und deshalb auch nur unzureichend oder gar falsch behandelt werden.

Dies betrifft ebenso die Männer, nach Phasen von Stress oder durch nachlassende Hormonproduktion, bei denen das „Auf und Ab" der Hormone nur nicht so offensichtlich ist und deshalb bis vor kurzer Zeit gar nicht beachtet wurde.

Die Erkenntnisse der letzten Jahre und die Ergebnisse der großen Hormonstudien zeigen, dass die Zeit reif ist für eine neue Herangehensweise im Umgang mit Hormonen. Nach vielen Jahren Erfahrung und Anwendung der biologischen Hormontherapie an Tausenden von Patientinnen und Patienten auch in meiner ärztlichen Praxis und an uns selbst, ist es für uns mehr denn je der einzig gangbare Weg.

An diesem Punkt wollen wir uns kurz vorstellen:

Dr. med. Dipl.- Psych. Annelie Friederike Scheuernstuhl: Meine Geschichte beginnt im Jahre 1996.

Damals war ich Mitte vierzig, praktizierende Allgemeinärztin und Psychologin in einer ländlichen, großstadtnahen Kassenpraxis, Mutter zweier erwachsener Kinder und Großmutter meines ersten Enkelkindes. Beruflich war ich sehr eingespannt, hatte durch die erste „Reform des Gesundheitswesens" viel zusätzlichen Stress, und unerwartet starb meine Mutter.

Plötzlich hatte ich Schlafstörungen, war tagsüber müde und unkonzentriert, litt unter Schwindelgefühlen und dem Gefühl, keinen festen Boden mehr unter den Füßen zu haben, Kreislaufstörungen, mein Blutdruck spielte verrückt, ich hatte Herzstolpern und Herzschmerzen, ganz plötzlich wurde mir heiß und der Schweiß brach aus allen Poren, im nächsten Moment fror ich und mir war eiskalt. Wenn ich nachts aufwachte, dann war das Nachthemd klatschnass, ich hatte Anfälle von Angst und Panik, Gelenkschmerzen, Muskelschmerzen, Denkstörungen – und fragte mich, was ist nur los mit mir? Nichts war mehr wie früher, ich brach aus nichtigsten Anlässen in Tränen aus und hatte das Gefühl, „das war es, ich habe sicher einen Hirntumor!". Wie anders ließ sich die Vielfalt der Beschwerden denn erklären? Oder war es vielleicht doch nur die Erschöpfung, ein Burn-out-Syndrom?

Und dann, nach einigen weiteren Wochen, endlich die Erkenntnis: Hormonstörung! Ich bin in den Wechseljahren!

Damals schon kam mir der Gedanke, wenn ich, als sogenannte Fachfrau, Monate brauchte, bis ich erkannte, was da gerade mit mir passiert, wie mag es dann Frauen gehen, die nicht entsprechend vorgebildet sind? Aufklärung über Hormone und ihre weitreichenden Wirkungen tut not, und dazu soll dieses Buch unter anderem beitragen.

Dies ist jedoch kein weiteres Buch über Wechseljahre! Es zeigt auf, was nachlassende Hormone alles verursachen können, in jeder Phase des Erwachsenseins, bei Frau und Mann.

Die Schulmedizin kennt nur die Behandlung durch künstliche „Hormone", und die haben, allen Beschwichtigungen und Bagatellisierungsversuchen zum Trotz, enorme Nebenwirkungen. Die Liste unerwünschter Wirkungen liest sich wie ein Gruselroman, der offenlässt, was weniger schlimm ist, weiterhin diese Sensationen mit enormer Einbuße an Lebensqualität zu erleiden oder alternativ eine erhöhte Krebsgefährdung, Thrombosen oder Lungenembolien in Kauf zu nehmen.

Nach vergeblichen Versuchen mit pflanzlichen Mitteln und der Homöopathie fiel mir dann „zufällig" ein Buch des amerikanischen Arztes Dr. John R. Lee in die Hände, der seit Jahrzehnten Frauen und Männer mit natürlichen Hormonen behandelte und damit sehr gute Erfolge ohne Nebenwirkungen erzielte. Durch die Anwendung seiner Empfehlungen hatte ich nach kurzer Zeit das Gefühl, es geht mir besser, und nach Monaten fühlte ich mich nicht nur wieder fast gesund, auch meine Venenbeschwerden waren besser geworden, meine Stimmung stabiler, mein Schlaf erholsamer... Und womit behandelte er? In den meisten Fällen mit natürlichem Progesteron, dem sogenannten Gelbkörperhormon.

Und wieso Progesteron? Wieso nicht mit Östrogenen?

Und warum ist das nicht bekannter?

Auf diese und viele weitere Fragen werden wir in diesem Buch ausführlich eingehen und auch Lösungen anbieten, die sich schon jahrzehntelang bewährt haben.

„Zufällig" ist mir Anne Hild begegnet. Eine klassische Homöopathin, die sich seit etwa zwei Jahren mit dem Gedanken befasste, ein Buch über diese Art der Behandlung zu schreiben. Das ist seit vielen Jahren auch mein Wunsch, den ich aus Zeitmangel bisher nicht realisieren konnte. Wir stellten sehr schnell fest, dass in vielen Punkten eine große Übereinstimmung besteht und wir uns gut ergänzen. So entstand dieses Buch.

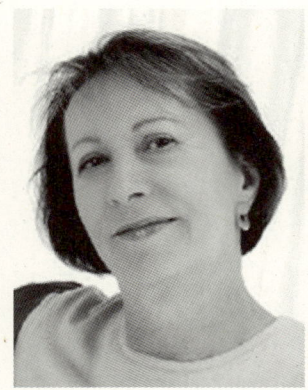

Dr. med. Dipl.-Psych. Annelie Friederike Scheuernstuhl Fachärztin für Allgemeinmedizin, psychosoziale, psychosomatische Medizin und Naturheilkunde, Diplom-Psychologin. Sie studierte an den Universitäten München und Erlangen Philosophie, Pädagogik, Psychologie und Humanmedizin. Weiterbildung unter anderem in Diagnostik und Therapie von Hormonstörungen, Dr. F.X.Mayr-Therapie und in Orthomolekularer Medizin. Heute führt sie eine Privatpraxis für Ganzheitliche Medizin in Starnberg. Ihr Schwerpunkt ist die natürliche Hormontherapie.

www.dr-scheuernstuhl.de

Anne Hild, Homöopathin und Heilpraktikerin: Wie die Zufälle des Lebens so spielen ...

... und auch ich glaube nicht an Zufälle.

Wie viele Frauen bin ich über eigene Erfahrungen irgendwann, nach langem Suchen, zur natürlichen Hormontherapie gekommen. Meine eigene Geschichte ist in einem der vielen Erfahrungsberichte in einem späteren Kapitel des Buches zu finden.

Vor einigen Jahren, es war bei einem Seminar über natürliche Hormone, wurde mir bewusst, welch enormen Einfluss Hormone auf unsere Gesundheit und unser Wohlbefinden haben und dass die Behandlung mit naturidentischen Hormonen vielen Menschen helfen kann. Unser Hormonsystem ist durch viele verschiedene Einflüsse, wie Umweltbelastungen, toxische Stoffe in Ernährung und Trinkwasser, synthetisch veränderte „Hormone", Medikamente und nicht zuletzt durch eine enorme Zunahme von Stress durcheinandergeraten. Diese Einflüsse machen es zum Beispiel einer energetischen Behandlung, wie sie die Homöopathie darstellt, sehr schwer, wenn nicht sogar ganz unmöglich, zu behandeln. Die pflanzlichen, sogenannten Phytohormone sind auch keine Alternative, greifen sie oft hemmend in den Hormonregelkreislauf ein, da sie wichtige Rezeptoren für natürliche Hormone besetzen und darüber hinaus noch Nebenwirkungen haben. Auf den Unterschied zwischen bioidentischen und Phytohormonen werden wir im Buch genauer eingehen.

Wohin sich also wenden in der Not? Damals reifte die Idee, das Wissen um bioidentische Hormone an andere weiterzugeben, Informationen und einen einfachen Test zur Hormonbestimmung anzubieten und einen Ratgeber zu schreiben. „Zufällig" begegnete mir Dr. Annelie Scheuernstuhl. Vom ersten Moment an beeindruckten mich ihr Fachwissen, ihre Offenheit und ihr Humor. Wir begannen gemeinsam unser Buchprojekt in die Tat umzusetzen.

Mit diesem Buch beabsichtigen wir, ein weithin unbekanntes Thema ins Bewusstsein zu bringen, Frauen und Männern konkrete Hilfen anzubieten und Betroffene in die Lage zu versetzen, ihren Ärzten und Ärztinnen die richtigen Fragen zu stellen und eine andere, biologische Behandlung zu fordern. Wir möchten Sie ermutigen, neue Wege zu gehen.

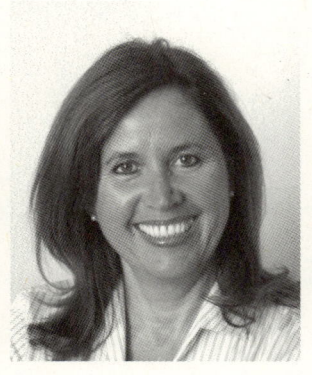

Anne Hild
Heilpraktikerin, klassische Homöopathin, Musikerin, Malerin, sie studierte zunächst an der Musikhochschule in Salzburg. Nach Jahren als Stewardess führte sie lange Zeit eine eigene homöopathische Praxis in Deutschland. Heute lebt sie in Salzburg und ihr Anliegen ist es, die biologische Hormontherapie bekannter zu machen. Derzeit baut sie ein Netzwerk von Ärzt/innen, Therapeut/innen und Apotheker/innen auf.
www.hormony.de

Kapitel 1
Was sind Hormone und warum sind sie so wichtig?

„Wie es auch sei, das Leben, es ist gut."

JOHANN WOLFGANG VON GOETHE

Hormone sind Botenstoffe im Körper, die in den Drüsenzellen verschiedener Organe oder Organsysteme gebildet und anschließend ins Blut abgegeben werden. Sie sind außerordentlich wichtig für das geordnete Zusammenspiel unserer Körperfunktionen und unverzichtbar für unsere Gesundheit. Sie gelangen mit dem Blut zu ihren „Zielzellen", an die sie bestimmte Informationen übermitteln und/oder weitere Stoffwechselprozesse auslösen. Genauer gesagt passiert diese Übermittlung über spezielle Rezeptoren, das sind die Andockstellen, an denen die Hormone an Zellen binden können. In diese Rezeptoren passen sie exakt hinein, wie beim Schlüssel-Schloss-Prinzip, ein anderes Hormon oder sonst ein Stoff können an dieser Stelle nicht binden.

Hormone haben schier unüberschaubare und lebenswichtige Aufgaben in unserem Körper. Sie regeln Stoffwechsel, Blutdruck, Herzfrequenz, Blutzuckerspiegel, Körpertemperatur, Wasserhaushalt und natürlich unsere Lust auf Sex, die Zeugung, die Fortpflanzung, die Schwangerschaft und vieles andere mehr. Ganz entscheidend sind Hormone für unsere Stimmungslage und unsere Gefühle. Darüber hinaus sind sie maßgeblich daran beteiligt, ob wir uns gesund fühlen. Hormone sind deutlich unterschätzte Faktoren für das von der Natur vorgesehene, korrekte Miteinander in unserem Körper.

Die meisten Menschen denken bei Hormonen sofort an die Geschlechtshormone, die in unseren Körpern eine enorm große Rolle spielen, dennoch gibt es sehr viele andere wichtige Hormone. Ein gutes Beispiel ist das Insulin, ohne das es keine Verwertung der Nahrung im Körper gibt. Oder die Schilddrüsenhormone, die als Dirigent das gesamte Hormonorchester der (Steroid-)Hormone regeln und dirigieren. Nennen kann man hier auch das Wachstumshormon, das bei Erwachsenen für Regeneration und Gesundheit zuständig ist, die Stresshormone Adrenalin und Noradrenalin, das Hormon Prolaktin, das die Milchbildung reguliert, das Schlafhormon Melatonin, das Wohlfühlhormon Serotonin und viele andere mehr.

Frauen und Männer haben übrigens identische Hormone, nur die Mengen sind etwas unterschiedlich. Rein statistisch hat ein erwachsener Mann mittleren Alters nur etwa ein Drittel mehr Testosteron, das männliche Hormon, als eine erwachsene Frau der gleichen Altersstufe. Deutliche Unterschiede zeigen sich natürlich während einer Schwangerschaft, in der Embryonalzeit (Wird es ein Bub? Wird es ein Mädchen?) und während der Pubertät. Die Wechseljahre, die lange als ein typisch weibliches Phänomen galten, gibt es bei beiden Geschlechtern. Auch Männer kommen „in die Jahre", mitunter auch für sie deutlich spürbar. Während dieser Lebensabschnitt bei der Frau seit Langem untersucht und bei Beschwerden auch behandelt wird, ist die sogenannte Andropause, das Klimakterium virile, wie die Wechseljahre des Mannes auch genannt werden, sowie die Forschung und Therapie dazu noch sehr neu. So sind sinnvolle und natürliche Behandlungskonzepte für männliche Beschwerden in diesem Lebensalter auch noch viel zu wenig bekannt.

Hormone sind also äußerst wirksame Substanzen, die die Fähigkeit haben, über Krankheit und Gesundheit zu entscheiden. Nur wenn unsere Hormone im Gleichgewicht sind, sind wir gesund und fühlen uns auch so. Viele Krankheiten, deren Ursachen in einem Hormonungleichgewicht liegen, werden von der Schulmedizin sehr häufig nicht richtig diagnostiziert und therapiert. Auch Krankheiten, die scheinbar nichts mit Hormonen zu tun haben, wie Depressionen, Schwindelzustände, Schlafstörungen, Übergewicht, Gallenblasenleiden, gehäufte Blaseninfekte, Blasenfunktionsstörungen, Migräne, Fibromyalgie oder andere Schmerzzustände können durch eine Behandlung mit bioidentischen Hormonen, also Hormonen, die genau den körpereigenen Hormonen entsprechen, ohne jegliche Nebenwirkungen geheilt oder zumindest stark gebessert werden.

Kapitel 2
Der Unterschied zwischen biologischen / bioidentischen und körperfremden Hormonen

*„Die Zeit wird kommen, wo unsere
Nachkommen sich wundern, dass wir so offen-
sichtliche Dinge nicht gewusst haben."*

SENECA

Was ist nun der Unterschied zwischen dem, was üblicherweise unter Hormonen verstanden wird, und den Stoffen,
die alleine diesen Namen führen sollten?

Hier ein Beispiel zur Verdeutlichung: Stellen Sie sich vor, Sie
sind so wohlhabend, dass Sie überall auf der Welt Immobilien
besitzen. Da Sie nicht wissen, an welchem Ort Sie morgen sein
werden, haben Sie nur einen einzigen Schlüssel, den Generalschlüssel, der zu allen Ihren Immobilien passt. So ähnlich kann
man sich die Situation der Hormone im Körper vorstellen. Sie
sind der Generalschlüssel, der zu allen Zellen passt, um diese zu
öffnen und Stoffwechselprozesse in Gang zu bringen. Wenn nun
dieser „Schlüssel" völlig identisch kopiert wird, ist es unwichtig,
ob mit dem Original oder der Kopie geöffnet wird. Wenn er
allerdings auch nur ein bisschen anders aussieht und nur teilweise
passt, werden Sie in viele Ihrer Häuser und Wohnungen nicht
mehr hineinkommen. Der Schlüssel bleibt vielleicht im Schloss

stecken oder passt möglicherweise beim Nachbarn, was den Besitzer vermutlich nicht freuen dürfte.

Medikamente mit hormonähnlicher Wirkung, die fälschlicherweise – auch von Fachleuten – Hormone genannt werden, sind wie nicht exakt kopierte Schlüssel, die nicht genau oder an falschen Stellen passen. Daher können sie falsche Reaktionen auslösen oder sich im Körper ganz anders verhalten als es ihre natürlichen Vorlagen tun, und statt das Gleichgewicht wieder herzustellen, verschlechtern sie es noch mehr.

Wenn die biochemische Struktur des nachgemachten Hormons genau der des biologischen Originals entspricht, dann handelt es sich um bioidentische Hormone und es ist für den Körper egal, ob es im Labor hergestellt wurde oder ob er es selbst gebildet hat. Die biochemische Struktur ist entscheidend. Der nachgemachte Schlüssel muss vollkommen identisch sein, dann entspricht die Kopie dem Original und kann ebenso wie dieses alle Schlösser öffnen und die damit verbundenen Stoffwechselprozesse auslösen. Entspricht die biochemische Struktur des nachgemachten Hormons nicht exakt der des Originals,

> **Die biochemische Struktur ist entscheidend!**
>
> Ob es sich um echte, bioidentische Hormone handelt, die jenen in unserem Körper exakt gleichen, oder ob wir es mit synthetischen, künstlichen, unserem Körper fremden Stoffen, Medikamenten mit hormonähnlicher Wirkung zu tun haben, entscheidet sich nicht durch die Tatsache, dass ein Hormon im Labor hergestellt wird. Es kommt darauf an, dass das Produkt aus dem Labor, „die Kopie", in allen Punkten identisch ist mit unserem körpereigenen Hormon, „dem Generalschlüssel" – und das nicht nur ungefähr, sondern ganz exakt und genau! Wenn die Struktur des im Labor nachgemachten Hormons genau der des biologischen Originals entspricht, dann ist es für den Körper egal, ob er es selbst produziert hat oder ob es im Labor hergestellt wurde.

sondern ist nur ähnlich, dann handelt es sich um körperfremde Stoffe, die eigentlich den Namen „Hormon" gar nicht verdienen.

Durch neue Studien wird immer offensichtlicher, wie wichtig das geordnete Zusammenspiel aller Hormone in unserem Körper für die Gesundheit ist. Hormonsubstitution sollte also immer Simulation der Natur sein. Das heißt, dass das Fehlende mit exakt dem Stoff ersetzt wird, der eben fehlt, und im Zusammenspiel aller beteiligten Stoffe so das Gleichgewicht wieder herstellt.

Kapitel 3
Eine kurze Einführung in das Zusammenspiel der Hormone – ein Überblick

„Es gibt nur eine Heilkraft – und das ist die Natur, in Salben und Pillen steckt keine. Höchstens können sie der Heilkraft der Natur einen Wink geben, wo etwas für sie zu tun ist."

ARTHUR SCHOPENHAUER

Das Zusammenspiel der Hormone im Körper kann man sich vorstellen wie den Regelkreis einer Heizungsanlage. Der Regler dort ist auf eine bestimmte Temperatur eingestellt. Wird diese unterschritten, beginnt die Heizung zu arbeiten, wird sie überschritten, schaltet die Anlage sich ab. Im Körper geht das ähnlich vonstatten, mit dem Unterschied, dass es viele solcher Regelkreise gibt, die alle untereinander und miteinander in Beziehung stehen.

Der Hypothalamus und die Hypophyse im Gehirn sind unsere Schaltzentralen, die über Steuerhormone Regelkreise steuern. Sie sind sozusagen die Komponisten, die das Stück schreiben und über ihre Steuerhormone dafür sorgen, dass es vom Orchester, den Nebennieren, den Eierstöcken und den Hoden, gespielt werden kann. Die Schilddrüse wiederum ist der Taktgeber, der Dirigent, der den Regelkreis mitsteuert, beziehungsweise das Orchester dirigiert.

3.1 Hypothalamus und Hypophyse

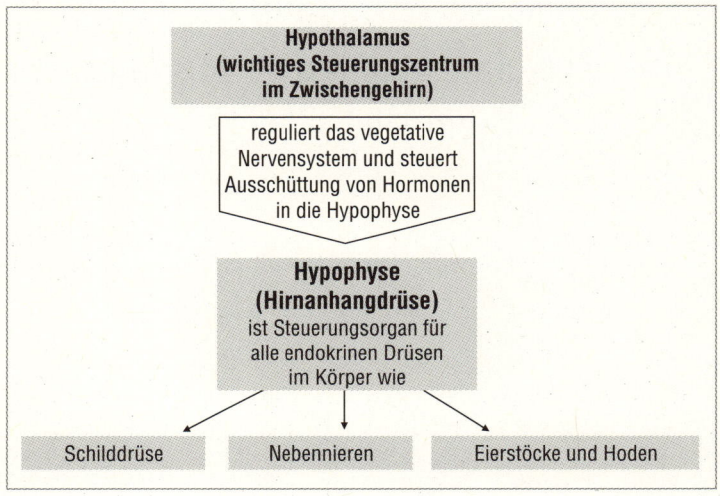

Der Hypothalamus im Gehirn reguliert über viele verschiedene Botenstoffe unser vegetatives, autonomes, also willentlich nicht beeinflussbares Nervensystem. Das heißt, er wirkt auf die Verdauung, den Blutdruck, die Herzfrequenz, die Atmung, die Körpertemperatur, den Wasserhaushalt und die Nahrungsaufnahme. Er steuert auch die Bildung und die Ausschüttung von Hormonen in der Hypophyse, der Hirnanhangdrüse.

Die Hypophyse wiederum ist das Steuerungsorgan für alle endokrinen Drüsen im Körper, zum Beispiel die Schilddrüse, die Nebennieren, die Eierstöcke und die Hoden.

3.2 Die Steuerhormone

■ **TSH** (<u>T</u>hyreoidea<u>s</u>timulierendes <u>H</u>ormon) regt die Schilddrüse zur Bildung von Schilddrüsenhormonen an oder bremst diese Bildung.

▨ **ACTH** (Adrenocorticotropes Hormon) sorgt dafür, dass in den Nebennieren Cortisol (und seine Vorstufe Kortison) gebildet wird, unser Stresshormon Nummer eins, aber auch Aldosteron, ein Hormon für die Funktion der Niere selbst, und in geringen Mengen auch einige Sexualhormone.

▨ **FSH und LH** steuern zusammen die Keimzellenbildung und deren Reifung bei Frau und Mann.

FSH, das Follikel stimulierende Hormon, auch Follitropin genannt, bewirkt die Eireifung im Eierstock der Frau und die Samenbildung (Spermiogenese) beim Mann.

LH, das luteinisierende Hormon, auch Luteotropin genannt, fördert bei der Frau den Eisprung (Ovulation), die anschließende Gelbkörperbildung, die Progesteronproduktion und verstärkt im Eierstock die Bildung von Androgenen und Östrogenen. Beim Mann bewirkt LH die Spermienreifung und verstärkt die Bildung von Androgenen im Hoden, die dann als Testosteron ins Blut abgegeben werden.

▨ **Prolaktin** bewirkt hauptsächlich die Milchproduktion und das Wachstum der Brustdrüsen der Frau. Es wird vermehrt in der Schwangerschaft gebildet und in der Stillzeit massiv ausgeschüttet. Prolaktin kann die Bildung eines reifen Eies im Eierstock unterdrücken, um während der Stillzeit keine weitere Schwangerschaft entstehen zu lassen. Eine Erhöhung von Prolaktin findet sich aber auch bei beiden Geschlechtern bei Stress und bei längerem Gebrauch von bestimmten Schlaf- oder Beruhigungsmitteln, bei einer gutartigen Vergrößerung der Hypophysendrüse und bei einer Schilddrüsenunterfunktion.

3.3 Die hormonbildenden Organe

▨ **Hypothalamus und Hypophyse**, die die Steuerhormone TSH, ACTH, FH, LH und Prolaktin bilden.

▨ **Schilddrüse**, die das Hormon T4 / Thyroxin und daraus umgewandelt das aktive Hormon T3 /Thyreonin bildet.

▨ **Nebenschilddrüsen**, die das Parathormon ausschütten, das unter anderem für den Knochenstoffwechsel unverzichtbar ist.

▨ **Nebennieren**, kleine Drüsen, die auf den Nieren sitzen und die Stresshormone Adrenalin, Kortison / Cortisol, DHEA und in geringen Mengen auch Progesteron bilden.

▨ **Eierstöcke und Hoden,** die die Geschlechtshormone, Östrogene, Testosteron und das wichtige, aber oft vergessene Progesteron bilden.

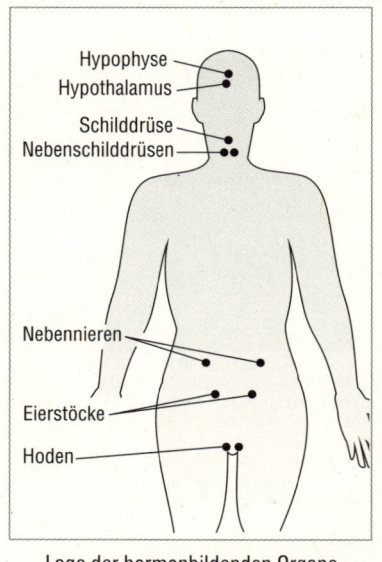

Lage der hormonbildenden Organe

Cholesterin aus der Leber ist die Grundsubstanz aller Steroid- oder Sexualhormone. Die sogenannten weiblichen Geschlechtshormone, die Östrogene, kommen genauso auch beim Mann vor, und die männlichen Androgene, allen voran das männliche Testosteron, sind für Frauen vor allem für Energie und Aktivität wichtig. Progesteron wiederum ist ein geschlechtsneutrales Hormon, das ebenso wie das Kortison/ Cortisol bei Frau und Mann vorkommt.

DHEA aus der Nebenniere und Progesteron aus dem Eierstock oder in geringeren Mengen ebenfalls auch in den Nebenieren gebildet, bei Männern auch in den Hoden, sind für viele Hormone wichtige Vorstufen, aus denen weitere Hormone wie Testosteron, Östrogene und Kortison/Cortisol gebildet werden.

3.4 Die Steroidhormone – Sexualhormone der Frau und des Mannes

Die Sexualhormone oder Geschlechtshormone heißen auch Steroidhormone, da sie biochemisch gesehen alle die gleiche Grundstruktur haben, ein sogenanntes Steroidgerüst. Sie alle werden aus Cholesterin gebildet, das aus der Leber kommt. Cholesterin ist damit der Ursprungsbaustein aller Geschlechtshormone und keineswegs ein unnötiger Stoff im Körper, der gesenkt werden muss, wenn er ansteigt. So wird meist auch nicht darüber nachgedacht, warum Cholesterin angestiegen ist. Vielleicht durch eine Unterfunktion der Schilddrüse? Die ihrerseits wieder durch zu wenig Progesteron oder ein Zuviel an unbalanciertem Östrogen in der Unterfunktion ist? Weitere Gründe können zu wenig körperliche Bewegung oder ein nachlassender Leberstoffwechsel sein. Die Nahrung ist es jedenfalls nicht, so viel ist inzwischen bewiesen. Wenn Cholesterin der Grundbaustein der Steroidhormone ist, dann erscheint es logisch, dass Cholesterin sich erhöht, wenn mit zunehmendem Alter weniger Geschlechtshormone gebildet werden, denn es bleibt „unverarbeitet liegen". Anders gedacht könnte ein erhöhter Cholesterinspiegel auch ein Signal für den Körper sein, dass er eigentlich mehr Geschlechtshormone bilden sollte, aber aus irgendwelchen Gründen nicht tut.

|EXKURS|
Der Mythos vom ungesunden Cholesterin

Cholesterin ist ein Stoff, der völlig zu Unrecht in Verruf geraten ist: Nicht nur als Ausgangsstoff unserer Steroidhormone ist er für unseren Körper absolut unverzichtbar, ebenso dringend wird Cholesterin zum Aufbau von Zellmembranen und Nervenschutzhüllen und bei der Energiegewinnung jeder Zelle gebraucht. Festzuhalten ist, dass ein Mensch nicht an einem „erhöhten" Cholesterinwert sterben kann – wohl aber an den Medikamenten, den sogenannten Statinen, die den Cholesterinspiegel im Blut senken sollen. Daran sind Menschen gestorben. An den „Lipobay-Skandal" vor ein paar Jahren werden sich noch viele Leserinnen und Leser erinnern. Nebenwirkungen der Cholesterinsenker, wie zum Beispiel ein gefährliches Absinken des Kaliumspiegels im Blut führen zu einer gestörten Herzleistung, zu Muskelschmerzen, Gelenkbeschwerden, allgemeiner Kraftlosigkeit, zu Konzentrationsstörungen, Libidoverlust, Impotenz und Leistungsabfall bis hin zur Berufsunfähigkeit.

Im Übrigen finden sich bei krebskranken Menschen stark erniedrigte Cholesterinwerte, und japanische Studien zeigten, dass Menschen, die einen niedrigen Cholesterinspiegel haben, früher sterben als solche mit höheren Cholesterinwerten.

Nicht nur die Cholesterinsenker, auch viele andere Medikamente haben Auswirkungen auf unser Hormongleichgewicht. Zuerst sind da natürlich die hormonartig wirkenden Arzneimittel wie die „Pille", die „Hormon"-Spirale, der „hormonhaltige" Vaginalring oder die Drei-Monatsspritze zu nennen. Aber auch Diuretika, also

Entwässerungsmittel, Magensäureblocker, Betablocker, synthetisches Kortison, Antidepressiva, Schlafmittel und andere Medikamente, wie auch viele Stoffe aus der Umwelt beeinträchtigen unser Hormongleichgewicht.

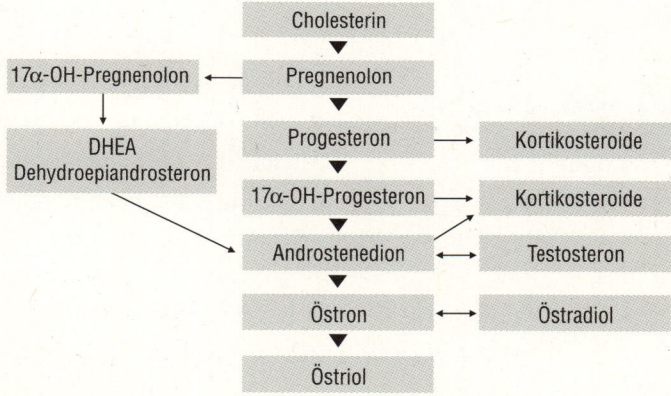

Ausgehend vom Cholesterin entstehen über Zwischenstufen wie Pregnenolon einerseits Progesteron und andererseits DHEA. Aus diesen beiden Hormonen können sich dann die Androgene, die männlichen Hormone (mit ihrem wichtigsten Vertreter Testosteron), und die Östrogene (Östron, Östradiol und Östriol) bilden.

- **Progesteron**, ein Schlüsselhormon im Körper, **das** Gestagen, ein ungemein wichtiges und bisher immer noch völlig unterschätztes Hormon, das auch als Gelbkörperhormon bezeichnet wird. Es hat, wie wir noch sehen werden, so vielfältige Aufgaben im Körper von beiden Geschlechtern, dass es sehr bedeutsam für Gesundheit und Wohlbefinden ist. Darüber hinaus ist es als Vorstufe für weitere Steroidhormone unverzichtbar.
- **DHEA**, ein stoffwechselaktivierendes Hormon und, ebenso wie Progesteron, Vorstufe für andere Steroidhormone.

■ **Testosteron**, „macht den Mann zum Mann", ist aber auch das Hormon, das Männern und Frauen Muskelkraft, Energie, Leistungsfähigkeit und Kondition gibt und die Herzleistung und die Libido positiv beeinflusst.

■ **Östradiol**, der Hauptvertreter der Östrogene, das weibliche Haupt- oder Fruchtbarkeitshormon, das in der Pubertät aus Mädchen Frauen macht, das aber auch für Männer wichtig ist, für die Elastizität der Gefäße, für die Fruchtbarkeit und die Potenz.

> **Östrogen macht die Frau zur Frau, Testosteron den Mann zum Mann, Progesteron ist ein geschlechtsneutrales Hormon!**

■ **Östriol**, das Schleimhautöstrogen, das **alle** Schleimhäute feucht und gesund erhält.

„Babys baden in Progesteron und werden doch Buben und Mädchen."

DR. JOHN R. LEE

3.4.1 Der weibliche Zyklus

„Das einzig Konstante am weiblichen Zyklus ist der Wechsel."

UNBEKANNTE VERFASSERIN

Während beim Mann die Hormonlage relativ stabil ist, ändert sie sich bei Frauen in den fruchtbaren Jahren ständig. In der ersten Zyklushälfte dominiert das Östradiol, das Fruchtbarkeitshormon. Es regt die Zellen der Brust zum Wachstum an, baut die Schleimhaut in der Gebärmutter auf, lockert das Bindegewebe, lagert Wasser und Fett in das Gewebe ein und führt zum Eisprung. Im

Eierstock sind viele verschieden reife Eibläschen, von denen eines so groß ist, dass es die Hülle, in der es heranreift, sprengt und herausgeschleudert wird. Man nennt diesen Vorgang Eisprung oder Ovulation. Dort, wo das Eibläschen gewachsen ist, bleibt ein gelber Fleck zurück, der Gelbkörper, lateinisch Corpus luteum genannt. Dies ist der Bildungsort für das Hormon Progesteron, das nun, in der zweiten Zyklushälfte die Führung übernimmt. Progesteron bremst das Zellwachstum, scheidet Gewebswasser wieder aus, wandelt Fett in Energie um, ist also der Gegenspieler zum Östradiol, erhält aber auch die Schleimhaut in der Gebärmutter, damit sich ein befruchtetes Ei einnisten und es zur Schwangerschaft kommen kann. Kommt es zu einer Schwangerschaft, steigt der Hormonspiegel weiter an, wenn nicht, fällt er ab und es beginnt mit dem Eintritt der Periodenblutung, dem Ausscheiden der Gebärmutterschleimhaut, der nächste Zyklus.

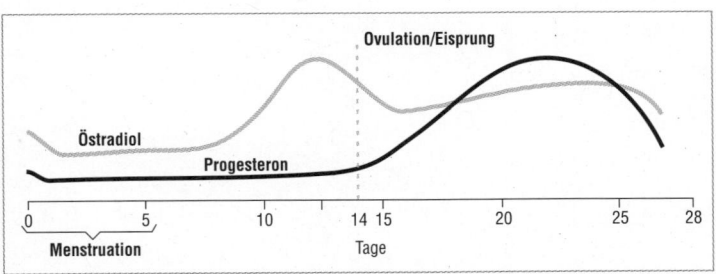

Zyklusabhängige Änderungen der weiblichen Sexualhormone

Läuft die Bildung der Hormone in etwa so ab, wie gerade skizziert, sind wir Frauen gesund.

Durch Stress, Umweltgifte und durch künstliche Beeinflussungen, wie z. B. durch die „Pille", gerät dieses Gleichgewicht in eine Schieflage und die Probleme beginnen: Zysten in der Brust und an den Eierstöcken, Migräne, Beschwerden vor den Tagen (PMS), verlängerte und/oder heftige Periodenblutungen, Krämpfe während der Regelblutung, emotionale Verstimmungen, wie Aggressionen und Depressionen und vieles andere mehr können die Folge sein. Und das alles schon in den Jahren zwischen dreißig und fünfzig, viele Jahre vor den Wechseljahren, in der sogenannten Prämenopause.

3.5 Die Schilddrüse

Die Schilddrüse ist ein wichtiges Steuerorgan für viele Hormonprozesse. Sie sieht aus wie ein kleiner Schmetterling, der vorne am Hals unterhalb des Kehlkopfes liegt, wird vom TSH (= Thyreoidea/Schilddrüse stimulierendes Hormon) des Hypothalamus angeregt und bildet die beiden Hormone:

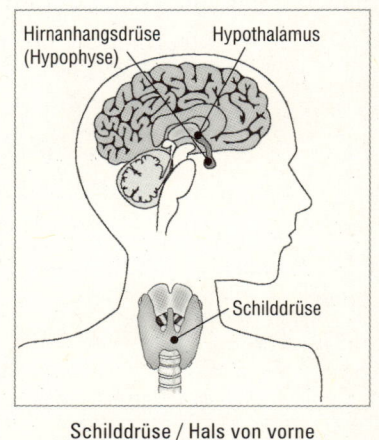

Schilddrüse / Hals von vorne

- **T4 (Thyroxin)**, mengenmäßig das Haupthormon und
- **T3 (Thyreonin)**, das bis zu hundertmal wirksamere Schilddrüsenhormon, das überwiegend im Körper aus T4 umgewandelt wird.

T3 und T4 entstehen beide aus der Aminosäure Tyrosin, an die Jod angelagert wird, bei T4 viermal, bei T3 dreimal. Bei Jodmangel muss es also zwangsläufig zu Bildungsstörungen dieser beiden Hormone kommen.

Um Schilddrüsenfehlfunktionen zu diagnostizieren, werden diese beiden Hormone im Blut bestimmt. Zusätzlich bestimmt werden muss auch das Steuerhormon TSH. Ist der Wert für das TSH zu hoch, ist das ein Zeichen für eine Unterfunktion (Hypothyreose, zu schwache Hormonbildung) der Schilddrüse, da TSH ja versucht, die Bildung der Schilddrüsenhormone T3 und T4 anzuregen und so bei Unterfunktion vermehrt senden muss. Liegt eine Schilddrüsenüberfunktion (Hyperthyreose) vor, ist TSH zu niedrig. Denn hohe Konzentrationen an freiem T3 und T4 wirken auf die Hypophyse zurück und hemmen dort die Bildung des TSH.

Die Nebenschilddrüsen, auch Epithelkörperchen genannt, sind kleine, etwa reiskorngroße Drüsen, die hinter der Schilddrüse liegen und das Parathormon bilden, das für den Kalziumhaushalt und den Knochenstoffwechsel unverzichtbar ist.

Die Schilddrüsenhormone T3, T4, Calcitonin und das Parathormon der Nebenschilddrüsen sind im Körper sehr wichtig. Sie regeln die Körpertemperatur, die Herzfrequenz, den Blutdruck, die Sauerstoffaufnahme, den Knochenstoffwechsel, sind unverzichtbar für die Gesundheit unseres Nervensystems und bestimmen die Hormonproduktion in den Eierstöcken, den Hoden und den Nebennieren mit. Während der Embryonalzeit, im Baby- und im Kleinkindalter sind sie unentbehrlich für die Gehirnreifung und die Skelettausbildung.

Kapitel 4
Bioidentische Hormone –
die Wende in der Therapie

„Zurück zur Natur!"

ROUSSEAU

Wir sind von der Schulmedizin so sehr gewohnt, dass Medikamente, die wirken, auch Nebenwirkungen haben, dass wir uns gar nicht mehr vorstellen können, dass es auch stark wirkende natürliche Substanzen und Mittel ohne unerwünschte Wirkungen geben könnte. Und doch gibt es sie. Die Natur hat in Millionen von Jahren all die Stoffe bereitgestellt, die wir brauchen. Sie sind sozusagen lange erprobt, länger als jene pharmakologischen Mittel, deren Studien meist nur über einige Wochen bis Monate gehen und die obendrein fast ausschließlich an jungen Männern getestet werden.

Bioidentische Hormone sind solche Stoffe. Ihre biochemischen Strukturen sind identisch mit unseren körpereigenen Hormonen. Sie wirken – richtig angewandt – sanft und ohne Nebenwirkungen. Das Geheimnis einer erfolgreichen Behandlung von Beschwerden durch ein hormonelles Ungleichgewicht bei Frauen und Männern heißt also bioidentische Hormone! Dank der Veröffentlichungen von Dr. Kathrina Dalton, Dr. John R. Lee, Dr. Volker Rimkus (siehe Kapitel 5) und einigen anderen Medizinern blicken wir auf mittlerweile über 70 Jahre Erfahrung mit naturidentischen Hormonen zurück. In dieser langen Zeit wurden keine

Nebenwirkungen, aber viele segensreiche Wirkungen bekannt, was viele Bücher und andere Publikationen nicht nur dieser Autoren bezeugen.

Das heute zur Verfügung stehende natürliche Progesteron ist eine exakte, identische chemische Kopie des Progesterons, welches vom menschlichen Organismus gebildet wird. Es entfaltet seine spezifische Hormonwirkung in genau der gleichen Weise wie das körpereigene Hormon. Es wird vom Körper und den Rezeptoren auf allen Zielzellen, egal ob im Gehirn, an der Gebärmutter oder an den vielen anderen Stellen im Körper, ganz normal akzeptiert und verwertet. Negative Nebenwirkungen oder gar die Entstehung von Krebs sind von Therapien mit naturidentischen Hormonen nicht bekannt. Neuere Studien belegen dies immer wieder.

Alle naturidentischen Hormone, von denen in diesem Buch die Rede ist, werden aus dem sogenannten Diosgenin gewonnen. Dies ist ein Stoff, der überwiegend aus der Wilden Yamswurzel (*Dioscorea villosa*) kommt, zu den sogenannten Saponinen gehört und unseren Steroidhormonen schon von Natur aus sehr ähnlich ist. Dieser Stoff wird im Labor so

Die Zukunft der Medizin

Bruce Lipton, ein bekannter Zellbiologe und ehemaliger Professor der Harvard Universität postuliert in seinem Buch „Intelligente Zellen", dass wir uns derzeit in einem Paradigmenwechsel der Medizin befinden. Er sagt klar, dass sich die aktuelle Schulmedizin zwar dagegen sträubt, sie jedoch nicht umhin können wird, zu akzeptieren, dass aufgeklärte Patient/innen immer häufiger alternative und ganzheitliche Heilmethoden für sich verlangen. Die Pharmaindustrie wolle uns zwar lieber zu „einer Nation von süchtigen Pillenschluckern" machen, doch Lipton sagt voraus, dass bahnbrechende wissenschaftliche Erkenntnisse bald nicht mehr zu unterdrücken sein werden und die Entdeckungen der Quantenphysik zukünftig in die Biomedizin einfließen und so ein anderes Gesundheitssystem entstehen lassen werden, das mit den Kräften der Natur arbeitet und nicht gegen sie.

umgewandelt, dass die biochemische Struktur der Endprodukte völlig identisch ist mit den Hormonen, die unser Körper selbst produziert. Wenn die biochemische Struktur der des im Körper produzierten Stoffes völlig gleich, also identisch ist, spielt es keine Rolle, ob der Stoff vom Körper produziert wurde oder im Labor.

Nicht die Hormone sind das Problem, sondern ihr Ersatz mit untauglichen Mitteln!

Warum also gibt es diese natürlichen Hormone, die die Natur so selbstverständlich zur Verfügung stellt, nicht genauso selbstverständlich und ausschließlich als Mittel für eine Therapie?

Dass die Behandlung mit natürlichen, naturidentischen Hormonen so wenig bekannt ist, liegt eindeutig an kommerziellen Interessen der Pharmaindustrie. Alles, was in der Natur vorkommt, kann nicht patentiert werden und ist damit für diesen Industriezweig uninteressant. Also werden die Stoffe, die in der Natur vorkommen, im Labor künstlich verändert, nur so können sie patentiert und mit großem Gewinn vermarktet werden. Der entscheidende Nachteil ist, dass sie jetzt nicht mehr identisch mit den biologischen Hormonen sind, die natürlicherweise in unserem Körper vorkommen. Und daher haben sie nur noch Teilwirkungen der biologischen Originale, dafür aber viele und teilweise auch erhebliche unerwünschte Wirkungen, die verharmlosend „Nebenwirkung" genannt werden.

Grundsätze der Behandlung

Die Grundsätze jeglicher Therapie treffen natürlich auch auf eine Hormonbehandlung zu:

1. nur behandeln, wenn Beschwerden bestehen
2. nach einem vorangegangenen (Speichel-)Test der Hormonlage.
3. mit biologischen / bioidentischen Hormonen
4. so lange wie nötig und sinnvoll.

In Deutschland, Österreich und der Schweiz sind alle Hormone, natürliche wie synthetische, „echte wie falsche", verschreibungspflichtig. England und Holland haben diese Regelung nicht.

In der Schulmedizin gibt es verschiedene Ansätze ein Hormonungleichgewicht zu beeinflussen. Einer davon ist, fehlende natürliche Hormone durch künstliche Stoffe zu ersetzen. So geben Ärzte ihren Patientinnen bei nachlassender Eierstockfunktion künstliche Östrogene und bei Beschwerden vor der Regel und mit der weiblichen Brust (Mastopathien) aufgrund einer Gelbkörperhomonschwäche sogenannte Progestine, also künstliche, körperfremde Gestagene, die eigentlich besser Medikamente mit Hormonwirkung genannt werden sollten.

Der Körper kommt so mit Stoffen in Kontakt, die er nicht kennt und nicht verstoffwechseln kann. Darüber hinaus besetzen diese körperfremden Stoffe die Rezeptoren für die körpereigenen Hormone. All das führt zu einem Ungleichgewicht, das zu Schlafstörungen, Erschöpfungszuständen und Gewichtszunahme, zu massiven Befindlichkeitsstörungen bis hin zu ernsthaften Erkrankungen wie Schlaganfall, Herzinfarkt und Krebs führen kann.

Künstliche, veränderte Hormone sind immer Fremdstoffe für den Körper. Kleinste molekulare Veränderungen an diesen Hormonen haben enorme Auswirkungen, sie unterliegen nicht mehr dem normalen Mechanismus des Abbaus und Ausscheidens im Körper. Die Wirkung kann nicht gestoppt oder aufgehoben werden, wenn die Mittel einmal genommen wurden. Die Rezeptoren im ganzen Körper werden für die natürlichen Hormone blockiert. Die Harmonie und das Gleichgewicht eines gesunden Stoffwechsels gehen verloren und massive Krankheiten können entstehen.

„Fünf Millionen Frauen in Deutschland nehmen Hormone zum Schutz vor Altersleiden aller Art", schrieb der Spiegel in seiner Ausgabe Nr. 30 im Jahre 2002. Der Titel lautete „Die große

Hormon-Blamage" und bezog sich auf die Ergebnisse der beiden bisher größten Studien über die fatalen Auswirkungen von künstlichen Hormonen auf die Gesundheit von Frauen. In den Jahren 2002 und 2003 gab es kaum eine Zeitschrift, egal ob wissenschaftlich oder populär, die nicht über diese Ergebnisse berichtete: In den USA und in Großbritannien war jeweils eine groß angelegte Studie mit Tausenden von Frauen vorzeitig abgebrochen worden, da die Ergebnisse zeigten, dass die Einnahme von synthetischen, körperfremden Hormonen (besser Medikamente mit Hormonwirkung genannt) – entgegen der ursprünglichen Annahme – zu vermehrtem Auftreten von Brustkrebs, Thrombosen, Herzinfarkten und Schlaganfällen führte. (*Womens Health Study* in den USA und *One Million Women Study* in GB). Die Ergebnisse zeigten eindeutig, dass die jahrelange Einnahme künstlicher, körperfremder „Hormone" für die betroffenen Frauen mit einem erhöhten Krankheits- und Sterberisiko verbunden ist.

In den deutschsprachigen Ländern wurden diese Studien von der Gynäkologen-Vereinigung sehr schnell auseinandergenommen und bagatellisiert. Seither wird viel Zeit und Geld der Pharmaindustrie darauf verwendet, wirkliche und sogenannte Experten, Gynäkologen und Endokrinologen dafür einzuspannen, Ärztinnen und Ärzten glaubhaft zu machen, dass sie ohne Probleme weiterhin diese Fremdstoffe verschreiben können, wenn eine Frau Probleme hat. Allerdings sollte die Frau darüber aufgeklärt werden, welches Risiko sie mit dieser Art der Behandlung in Kauf nimmt und dass sie diese künstlichen „Hormone" für höchstens fünf Jahre nehmen sollte! Welch ein Unsinn! Es geht wirklich auch anders und ohne Risiko.

Alle Welt spricht auch immer nur vom Östrogen. Auch jetzt noch, nach dem vorzeitigen Abbruch dieser beiden großen Studien über Frauengesundheit. Dabei ist es zu über 90 Prozent nicht das fehlende Östrogen, das die Beschwerden verursacht, sondern der fehlende Mit- und Gegenspieler, das natürliche Progesteron, an dem es meist schon Jahre vor einem deutlich bemerkbaren Eintritt in die Wechseljahre mangelt – aus vielerlei Gründen. Östrogen und Progesteron brauchen sich gegenseitig, um ihre volle Wirkung zu entfalten. Nur wenn das Gleichgewicht dieser beiden Hormone im weiblichen Körper vorhanden ist, fühlt sich die Frau rundum wohl und leistungsfähig.

Schon in einer Zeit, in der Frauen noch regelmäßig ihre „Tage" haben, sinkt die Produktion des Hormons Progesteron. Dadurch bekommt das Östrogen die Oberhand. Die Regel wird schmerzhafter, stärker, unregelmäßiger und in den Tagen vor der Regel kommt es vermehrt zu Stimmungsschwankungen, Ängstlichkeit, Kopfschmerzen oder Migräne, Herzstolpern, Energiemangel und Schlafstörungen. Diagnostiziert wird dann ein „prämenstruelles Syndrom (PMS)" und üblicherweise wird die „Pille" verschrieben oder eine andere „Pille" als die bisherige verordnet. In jedem Fall aber werden künstliche, körperfremde Hormone, Medikamente mit Hormonwirkung und vielen Nebenwirkungen gegeben.

Die Beschwerden verschwinden damit nicht wirklich oder nur vorübergehend. Häufig steigt nun das Gewicht, vor allem an Bauch und Oberschenkeln (Östrogendominanz). Bei der Vorsorgeuntersuchung findet sich ein schlechter Abstrich (Pap III oder gar Pap IV) und die ersten Myome in einer größer werdenden Gebärmutter werden entdeckt. Bei entsprechender Veranlagung entstehen plötzlich durch die zunehmende Bindegewebsschwäche

Besenreiser oder gar Krampfadern, die Gelenke schmerzen, die Migräne wird häufiger... alles Folgen des Hormonungleichgewichts und der zunehmenden Östrogendominanz!

Die Schulmedizin untersucht, macht Abstriche, mammografiert, stanzt und schneidet, entnimmt Gewebeproben aus der Brust oder dem Muttermund, um Krebs auszuschließen. Bei größer werdender Gebärmutter oder wachsenden Myomen und „erfülltem Kinderwunsch" wird häufig zur Operation geraten, zur Entfernung der Gebärmutter, um „Schlimmerem vorzubeugen". Wenn gar noch Probleme mit der Blase vorhanden sind, eine kleine Blasenschwäche beim Husten oder Niesen, gehäufte Blasenentzündungen vorkommen, dann ist die betroffene Frau schnell davon zu überzeugen, dass eine Operation das Beste sei und fügt sich in ihr vermeintliches Schicksal. Glücklich diejenige, die bei dieser Operation wenigstens ihre Eierstöcke behält. Denn wenn Zysten vorhanden sind, werden sie oft gleich mit entfernt und die Frau damit abrupt, künstlich und vorzeitig in die Wechseljahre versetzt und „muss Zeit ihres Lebens" sogenannte „Hormone" nehmen.

Die Entfernung der Eierstöcke ist eine Kastration, die bei Männern der totalen Entfernung der Hoden gleichkommt und in dieser Häufigkeit bei Weitem nicht durchgeführt wird.
Männer würden so etwas nicht freiwillig mit sich machen lassen!

Doch wie geht es weiter? Gegen die Schlafstörungen gibt es eine Schlaftablette, dazu noch ein Antidepressivum. Die Herzbeschwerden werden mit einem Betablocker behandelt, der auch für den Blutdruck gut sein soll. Gegen die Gelenkschmerzen soll ein Entzündungshemmer helfen. Das schmerzende Handgelenk wird als Carpaltunnelsyndrom diagnostiziert und operiert, und der Gynäkologe verordnet ein Östrogenpräparat. Wenn dann die Schilddrüse streikt (Östrogendominanz), gibt's noch ein Schilddrüsenpräparat dazu. Beginnende Osteoporose, heißt es bei der Knochendichtemessung, und: „Essen Sie mehr Milchprodukte, bewegen Sie sich mehr und nehmen Sie an Gewicht ab!"

Na toll! Und so hilfreich!

[Exkurs]
Eine kleine Geschichte der Geschlechtshormone

1890 Entdeckung der Bedeutung der Ovarien zur Kontrolle des weiblichen Zyklus

1929 identifizierte der Chemiker Adolph Butenandt das Östrogen.

Bald danach folgte die Entdeckung, dass Hormone die entscheidende Rolle zur Steuerung des weiblichen Zyklus spielen und dass ohne den Gelbkörper im Ovar/ Eierstock keine Schwangerschaft möglich ist.

1934 wurde Progesteron entdeckt und durch Extraktion aus Eierstöcken von Schweinen hergestellt.

1935 identifizierte Ernst Laquer Testosteron durch Extraktion aus Stierhoden.

1936 entdeckte der amerikanische Wissenschaftler Russel Marker, dass Progesteron den Eisprung auslöst. Er fand später auch heraus, wie natürliches Progesteron aus dem Diosgenin der mexikanischen Yamswurzel gewonnen werden kann.

Da die Extraktion des Hormons Progesteron aus Schweineovarien aufwendig und teuer war, suchte man nach anderen Lösungen und entdeckte

Ende der 1930er-Jahre, dass die Plazenta von Frauen im letzten Schwangerschaftsdrittel 300 bis 400 mg Progesteron pro Tag synthetisiert. Daraufhin wurden die Plazenten nach Geburten gesammelt, eingefroren und zur Therapie verwendet.

1944 folgte der Nachweis durch die beiden Chemiker Bickenbach und Panikovics, dass Progesteron den Eisprung auch verhindern kann (!).

1951 „erfand" der Chemiker Carl Djerassi in den USA das erste künstliche Gestagen, das Norethisteron. Da bekannt war, dass mithilfe von Progesteron die Ovulation verhin-

dert werden kann, wurde so die „Anti-Baby-Pille" geboren.
1959 erhielt Professor Butenandt den Nobelpreis für Chemie für seine Arbeiten über Geschlechtshormone.
1960 Mit der Entwicklung der „Pille" (Ovulationshemmer) und deren Zulassung in den USA begann das Zeitalter der Vermarktung der synthetischen „Hormone", die besser Medikamente mit Hormonwirkung genannt werden sollten, um sie von den natürlichen, im Körper vorkommenden echten Hormonen abzugrenzen. Zeitgleich wurde auch die Behandlung von Wechseljahrsbeschwerden mit synthetischen Östrogenen gestartet.
1961 war die „Pille" dann auch in Deutschland zu haben. Bald darauf wurden auch im deutschsprachigen Raum körperfremde, synthetische Hormone – meist nur Östrogene – als Medikamente gegen Wechseljahrsbeschwerden verschrieben, damit begann das Zeitalter der sogenannten Hormontherapie.
1966 erhielt Charles B. Huggins den Nobelpreis für Medizin für seine Entdeckungen über Hormone bei Prostatakrebs. Genau zu dieser Zeit musste der Gelehrte allerdings seine Ergebnisse zurücknehmen, dass Testosteron diese Krebsart erzeugt. Dennoch hält sich diese Falschinformation immer noch hartnäckig bis heute.
Bis 1975 stieg die Gebärmutterkrebsrate bei Frauen um 600 Prozent an. Hintergrund war die ausschließliche Gabe von synthetischen Östrogenen in den Wechseljahren ohne seinen Gegenspieler Progesteron. Daraufhin wurden den Präparaten künstliche Gestagene (Progestine) zugesetzt, statt Progesteron. Die Gebärmutterkrebsrate sank wieder, dafür stieg daraufhin die Brustkrebsrate steil an.
2003 Nach einer Statistik in den USA starben circa 45.000 gesunde Frauen an den Folgen einer Hormonersatztherapie, also der Gabe von Medikamenten mit hormonähnlicher Wirkung durch Schlaganfälle, Herzinfarkte, Lungenembolien oder Krebs.

Kapitel 5
Pioniere/innen einer biologischen Hormontherapie

„Du änderst niemals Dinge, indem du die existierende Realität bekämpfst. Um etwas zu ändern, erschaffe ein neues Modell, welches das existierende Modell veraltet sein lässt."

BUCKMINSTER FULLER

Weitgehend unbeachtet von der Öffentlichkeit – und leider auch von der Schulmedizin –, gibt es bereits seit Jahrzehnten eine natürliche Therapieform bei Hormonstörungen – die Behandlung mit bioidentischen Hormonen. Wir stellen hier die Frau und die zwei Männer kurz vor, die auf diesem Gebiet Pionierarbeit geleistet haben.

Dr. med. Katharina Dalton, eine englische Ärztin, begann bereits um 1950 ihre Patientinnen bei Wochenbettdepressionen mit bioidentischem Progesteron zu behandeln – und dies mit großem Erfolg. In den folgenden 50 Jahren veröffentlichte sie viele Bücher über die Therapie mit bioidentischem Progesteron bei PMS und anderen Regelbeschwerden, unerfülltem Kinderwunsch, Menopause, Eierstockzysten und vielen anderen Problemen mehr. Sie berichtet nur von positiven Ergebnissen ohne Nebenwirkungen. Leider ist nur eines dieser Bücher in deutscher Sprache erschienen: „Mütter nach der Geburt".

Ihr letztes Interview gab sie 2006. Sie erwähnte rückblickend, dass die Erfahrungen der vielen Jahrzehnte ihr gezeigt hätten, dass diese sanfte Behandlungsart mit natürlichem Progesteron der einzig richtige Weg für Frauen sei. Ihrer Meinung nach sei eine Verhütung mit biologischen Hormonen genauso möglich wie mit den körperfremden Stoffen, aber leider noch nicht ausreichend erforscht.

Dr. med. John R. Lee aus Kalifornien, USA, einem niedergelassenen Allgemeinarzt, verdanken wir viele Erkenntnisse und eine etwa 30-jährige Forschung und Praxiserfahrung mit natürlichen bioidentischen Hormonen, insbesondere dem Progesteron. Er schrieb unzählige Artikel und einige Bücher, von denen bislang nur eines auf Deutsch erschienen ist: „Natürliches Progesteron, ein bemerkenswertes Hormon". Bis zu seinem Tod im Jahre 2003 war er ein sehr engagierter Arzt und Wissenschaftler, der über die sanfte Hormontherapie mit bioidentischen Hormonen in den USA, Großbritannien und auch in Deutschland unzählige Vorträge hielt. Er erbrachte den Nachweis, dass diese Art der Therapie effektiv und sicher ist. In seinen letzten zehn Schaffensjahren erforschte er auch verstärkt die Wirkung von natürlichem Progesteron und seine positiven gesundheitlichen Auswirkungen für Männer.

Dr. med. Volker Rimkus, ein deutscher Gynäkologe, ist Mitbegründer des neuen Therapieprinzips zur Behandlung der männlichen Wechseljahre mit biologischen Hormonen. Er entwickelte ebenso ein alternatives Therapiekonzept für Frauen.

Dr. Rimkus hat seine langjährige Therapieerfahrung in vielen Seminaren und Vorträgen weitergegeben und in einer Reihe von Büchern niedergeschrieben. Er genießt mittlerweile seinen Ruhestand.

Diese drei Ärzte stehen stellvertretend für einige oder vielleicht auch viele andere, die uns nicht bekannt sind. Mögen es immer mehr Ärztinnen/ Ärzte werden, die sich für diese Therapieform interessieren, einsetzen und sie damit weiterentwickeln, damit die segensreichen Wirkungen bioidentischer Hormone bald vielen Menschen zur Verfügung stehen.

Kapitel 6
Die Östrogene

Kein Problem kann auf derselben Bewusstseins-
ebene gelöst werden, auf der es entstanden ist.

ALBERT EINSTEIN

Als geschlechtsspezifische Hormone der Frau gelten die Östrogene. Sie werden in den Eierstöcken gebildet und bestehen aus einer Gruppe von Hormonen, denn es gibt nicht „das Östrogen", es gibt viele verschiedene Formen, von denen drei besonders wichtig sind. Sie heißen Östron, Östradiol und Östriol.

- **Östron** (E1, im Englischen Estron) ist eine Art Speicherhormon, das in den Eierstöcken, der Nebennierenrinde und dem Fettgewebe gebildet wird, daraus wird
- **Östradiol** (E2, im Englischen Estradiol) das mengenmäßig von den Eierstöcken am meisten produzierte und gleichzeitig auch am stärksten wirksame Östrogen der fruchtbaren Jahre.
- **Östriol** (E3, im Englischen Estriol) wird in der Leber aus Östron (E1), dem Speicheröstrogen, gebildet und ist für die Feuchtigkeit und die Gesundheit aller Schleimhäute im Körper verantwortlich, sowie für eine gesunde Blasenfunktion. Östriol weist nur etwa ein Zehntel der Östrogenwirksamkeit des Östradiols (E2) auf, hat jedoch die stärkste Wirkung auf die Blase, die Scheide und die Gebärmutter. Deshalb ist es

nnvoll, bei einer Reizblase mit mangelndem Muskeltonus der Blase und Spontanurinabgang beim Husten, Niesen, Springen oder Lachen eine Östriol-Vaginalcreme zu verwenden. Erstaunliche Wirkungen zeigt Östriol auch bei Hitzewallungen und Scheidentrockenheit, die sich oft erst durch einen Juckreiz bemerkbar macht. Östriolcreme darf auch von Frauen nach einer Brustkrebserkrankung verwendet werden, da Östriol im Gegensatz zu Östradiol kein Zellwachstum auslöst.

Die drei Östrogenarten kommen im Körper der Frau ungefähr im folgenden Verhältnis vor:
Östron (E1) zu Östradiol (E2) zu Östriol (E3) = 10 zu 10 zu 80 bis 20 zu 20 zu 60.
Das mengenmäßig stärkste Östrogen im Körper ist also nicht das Östradiol, das Fruchtbarkeitshormon, sondern das Östriol, das Schleimhautöstrogen.

Die gesamte Gruppe der Östrogene ist verantwortlich für die Entwicklung des weiblichen Körpers in der Pubertät vom Mädchen zur Frau, für den monatlichen Aufbau der Gebärmutterschleimhaut, für eine Schwangerschaft, für die Eireifung und den Eisprung, die Bildung von Schleim im Gebärmutterhals, der die Passage der Spermien erleichtern soll, für den Schutz der Scheidenschleimhaut, das Brustwachstum, das Wachstum der Milchdrüsen, die Hemmung des Knochenabbaus, sie halten die Blutgefäße elastisch, fördern das Wachstum von Haut und gesunden Haaren, schützen die Harnwege vor Infekten und Austrocknung, ebenso die Scheide, sie stabilisieren die Wärme- und Kreislaufregulation, sie verbessern das Gedächtnis und das Sprachvermögen. Östrogene lockern aber auch das Bindegewebe und lagern dort Wasser ein, sie lagern Fett in die Zellen, erhöhen die Blutgerinnung, was zur Gerinnselbildung führen kann, setzen Histamin frei, was Allergien begünstigt, verdicken die Gallenblasenflüssigkeit und können so auch Gallenleiden hervorrufen.

Bei Männern sind die Östrogene entscheidend für die Fruchtbarkeit und die Potenz. Gebildet werden sie in den Nebennieren, den Hoden und im Fettgewebe. Das heißt, je mehr Fettgewebe ein Mann hat, desto mehr Östrogene bildet sein Körper: eine Ursache für die häufige Verweiblichung stark übergewichtiger Männer.

6.1 Der Mythos vom Östrogenmangel

„Mit der Wissenschaft wird heute ein lächerlicher Fetischismus getrieben. Nach und nach werden Meinungen verkündet, geändert, verworfen, vergessen. Daher kann man die Frage ‚Was ist eine wissenschaftliche Wahrheit?‘ ohne Übertreibung so beantworten: Der Irrtum von heute, der morgen entdeckt werden wird. "

JAKOB VON UEXKÜLL

Bis heute hält er sich hartnäckig, der unbelegte Mythos der Schulmedizin, dass die Beschwerden der Wechseljahre und der Jahre davor aus einem Östrogenmangel entstehen. Entsprechend werden betroffene Frauen mit Östrogenen oder östrogenartigen Medikamenten therapiert.

Doch die weibliche Hormonbalance kann schon zwischen Mitte dreißig und Ende vierzig ins Ungleichgewicht kommen – abhängig von Faktoren wie Vererbung, Geburt eines Kindes, erste Schwangerschaft, Zeitpunkt der ersten Periode, Verwendung der „Pille" oder der sogenannten „Hormonspirale", und natürlich auch Faktoren wie Lebensstil, Stress, Rauchen, Ernährung, Bewegung und Umwelt (siehe Kapitel 6.4). All das kann zu ausbleibenden Eisprüngen führen und da die Periode trotzdem stattfindet, wird es oft kaum bemerkt. Fehlt der Eisprung, bildet sich aber kein Gelbkörper, und damit findet auch keine ausreichende Progesteronproduktion statt (siehe Kapitel 3.4.1). Dies führt zu Progesteronmangel, oder anders ausgedrückt, zu einem Überwiegen des Östrogens, einer Östrogendominanz. Östrogenmangel ist also meist nicht das vorherrschende Problem bei den vielfältigen Beschwerden von Frauen vor und in den Wechseljahren.

Auch danach, in der Menopause und Postmenopause ist es überwiegend das fehlende Progesteron, welches die zum Teil massiven Beschwerden verursacht, und nicht das fehlende Östrogen. Der Eierstock bildet noch Östrogene, jedoch durch den fehlenden Gelbkörper oder die verminderte oder völlig fehlende Bildung des Progesterons durch den Gelbkörper (fachsprachlich Insuffizienz), kommt es zu einem relativen oder absoluten Progesteronmangel und damit zu einer Östrogendominanz mit allen möglichen Beschwerden (siehe Tabelle). Nie wird so viel operiert, mammografiert, konisiert und sonst wie therapiert, wie in diesen Jahren der Frau. Dabei ist es einzig das Ungleichgewicht der beiden Hormone Progesteron und Östrogen, das für diese Beschwerden verantwortlich ist.

Östrogen-Überschuss (= Östrogendominanz)	Östrogen-Mangel

Bei beiden Geschlechtern:
Kopfschmerzen, Migräne, depressive Verstimmungen, Gewichtszunahme, Wassereinlagerung im Gewebe, Gefahr von Thrombenbildung, Schilddrüsenfunktionsstörungen, Venenprobleme, erhöhtes Risiko für Herzinfarkt, Schlaganfall und Lungenembolien, erhöhtes Krebsrisiko

Bei beiden Geschlechtern:
Depressionen, Müdigkeit, verminderte Konzentrations, Denk- und Merkfähigkeit, Muskel- und Gelenkschmerzen, Bluthochdruck, Nervosität, Depressivität, Schlafstörungen, Hitzewallungen

Bei Frauen:
Zysten, Gefühl des Aufgeblasenseins, Ödeme, Fetteinlagerung vor allem an Po, Oberschenkeln und Bauchpartien, heftige und verlängerte Periodenblutungen, Hitzewallungen, Libidoverlust, Myome, Gebärmutterkrebs und Brustkrebs

Bei Frauen:
Unfruchtbarkeit, schlaffe Haut, Falten, hängende Brüste, Scheidentrockenheit, Blasenschwäche, Reizblase, Nachtschweiß- und -Frierattacken

Bei Männern:
Brustansatz, Fetteinlagerung, Aufgedunsensein

Bei Männern:
Potenzprobleme, mangelnde Fruchtbarkeit

6.2 Synthetische „Östrogene"

Ethinylestradiol ist das wichtigste synthetische Östrogen, das als „Pille" verschrieben wird. Es hat eine stärkere Östrogen-Wirkung als das natürliche Östradiol und verbleibt länger am Rezeptor als das biologische Original. Dadurch wird es auch zur Gefahr. Wie wir schon gesehen haben, ist das Östradiol für das Wachstum der Zellen zuständig, für die Unterdrückung des Immunsystems, für die Verminderung der Fließeigenschaft des Blutes durch Verklumpung und Thrombenbildung, was wiederum zu einem Schlaganfall, Herzinfarkt, Lungenembolie oder Krebswachstum führen kann.

Hinzu kommt die Darreichungsform, sprich, wie wird es gegeben? Als Creme oder Gel (Östradiolhemihydrat) oder als Tablette (Ethinylestradiol)? Die Verabreichung über die Haut, als Gel oder Creme hat den positiven Effekt, dass die Leber als Entgiftungsorgan umgangen wird. Damit entfallen die Nebenwirkungen dort und die Hormondosis kann wesentlich geringer sein, da bei der Aufnahme durch die Haut das Hormon sofort im Gewebe und im Lymph- oder Blutstrom ist und somit ohne Umweg über das Verdauungssystem und ohne

Schäden durch künstliche Hormone

Zur Gabe von synthetischen und körperfremden Hormonen schreibt auch der amerikanische Professor für Zellbiologie Bruce Lipton in seinem Buch „Intelligente Zellen", dass neuere Studien mit diesen Medikamenten zeigen, dass sie mitnichten nur auf die Fortpflanzungsorgane und deren Funktion wirken: Rezeptoren für Östrogene spielen eine erhebliche Rolle für die Funktion von Gehirn, Herz und Blutgefäßen. Die routinemäßige Behandlung von Frauen im Klimakterium mit synthetischen Hormonen über Jahre wirkt also nicht nur auf einzelne Gewebe, sondern im gesamten Körper. Sie führt demzufolge auch überall zu Nebenwirkungen und Schäden, zum Beispiel höheren Raten an Krankheiten des Herzens, des Herz-Kreislauf-Systems und des Nervensystems inklusive des Gehirns.

weitere Verstoffwechselungen im Körper wirken kann. Durch die Ergebnisse der beiden großen Studien über Frauengesundheit in den USA und in Großbritannien 2002 und 2003 wissen wir, dass die Hormone, die über die Haut gegeben werden, keine Nebenwirkungen haben, während die Tablettenform durch die Verstoffwechselung der Leber jede Menge Nebenwirkungen hervorruft.

In der Therapie der Wechseljahre wird meist eine andere künstliche Form des Östradiols (durch Alkohol verestertes Hemihydrat) gegeben. Es ist „natürlicher" als das Ethinylestradiol, wird aber fast immer viel zu hoch dosiert (bis zum 20-Fachen dessen, was benötigt wird!) und meist ohne seinen natürlichen Gegenspieler Progesteron gegeben, und wenn doch, dann fast nie in ausreichender ausgleichender Dosierung.

Nie Östrogene ohne ausreichend natürliches Progesteron als Gegenspieler!
Seit synthetische „Östrogene" als Hormonersatztherapie für die Beschwerden der Wechseljahre vor etwa 50 Jahren auf den Markt kamen, sind sie auch häufig verschrieben worden. Anfangs wurden ausschließlich östrogenartig wirkende Stoffe verschrieben. Es hat einige Jahre gedauert, bis offensichtlich wurde, dass diese Art der Therapie zu einem unglaublichen Anstieg von 600 Prozent beim Gebärmutterkrebs führte. Seit Mitte der 1970er-Jahre gilt es daher als Kunstfehler, einer Frau, die mit – natürlichen oder synthetischen – Östrogenen behandelt wird, die das Wachstum der Gebärmutterschleimhaut bis hin zur Krebsentstehung fördern können, nicht auch gleichzeitig einen bremsenden „Gegenspieler" zu geben. Nur dass die Schulmedizin dafür leider ausschließlich synthetische Stoffe, nämlich die künstlichen Progestine benutzt. Diese hemmen zwar das Wachstum der Zellen in der Gebärmutter, steigern jedoch das Brustkrebsrisiko.

Woher kommt die irrige Meinung, dass eine Frau, deren Gebärmutter operativ entfernt wurde, kein Progesteron braucht?

Die Schulmedizin setzt durch die herrschende Begriffsverwirrung das natürliche Progesteron mit den synthetischen Progestinen gleich. So scheint es dann auch logisch, unter dem Aspekt des drohenden Brustkrebses durch Progestine, auf diese zu verzichten, wenn sie nicht dafür gebraucht werden, den Aufbau der Gebärmutterschleimhaut zu verhindern. Jetzt kommt es allerdings noch schneller zur Östrogendominanz und den damit verbundenen Beschwerden, und falls die Eierstöcke noch vorhanden sind, steigt jetzt die Gefahr für Eierstockkrebs enorm an, genauso wie die Gefahr für Brustkrebs.

Nebenbei bemerkt: Die Begriffsverwirrung bei den Hormonen geht so weit, dass die Progestine, diese künstlichen Stoffe, die weder im Körper noch in der Natur vorkommen, auch als „Gelbkörperhormone" bezeichnet werden, als ob der Eierstock Medikamente herstellen würde!

Nebenwirkungen der synthetischen „Östrogene":

■ Kopfschmerzen ■ Ödeme ■ Gefühl „aufgeblasen" zu sein ■ Brustspannungen und -schmerzen ■ Gewichtszunahme ■ erhöhtes Risiko für Herzinfarkt, Schlaganfall, Embolien, Thrombosen ■ erhöhtes Risiko für verschiedene Krebsarten (vor allem Gebärmutterkrebs) Alles auch **Zeichen einer Östrogendominanz!**

Progesteron braucht jede Frau, egal ob mit oder ohne Gebärmutter, mit oder ohne Eierstöcke.

6.3 Sogenannte natürliche, equine konjugierte Hormone aus Stutenurin

„Zwei Dinge sind unendlich, das Universum und die menschliche Dummheit. Beim Universum bin ich mir noch nicht ganz sicher."

ALBERT EINSTEIN

Ein besonders trauriges Kapitel sind die sogenannten konjugierten, equinen Östrogene, die aus dem Harn trächtiger Stuten stammen. Mit den Begriffen „equine, konjugierte Östrogene" ist der Sachverhalt, dass sie von Pferden stammen, elegant und verschleiernd umschrieben. Sie werden als „natürliche Östrogene" gehandelt, was sie für Stuten auch sind, allerdings nicht für Frauen, denn sie entsprechen nicht den Hormonen, die wir in unserem Körper produzieren.

Nach Informationen von Tierschutzorganisationen verursacht die Haltung der Stuten zur Gewinnung von Urin für die Hormonersatztherapie den Tieren großes Leid und ist vergleichbar mit der Käfighaltung von Hennen. Die Pferde dürfen monatelang nicht ins Freie und bekommen zu wenig Wasser, um den Hormongehalt im Urin zu erhöhen. Von der betroffenen Pharmafirma wurde allerdings energisch dementiert, dass diese Anschuldigungen wahr seien. Sie betont, dass die Stuten artgerecht gehalten werden und dass Pferdehormone seit etwa 50 Jahren im Gebrauch und gut untersucht seien.

> **Für Pferde sind equine konjugierte Hormone natürlich, aber ganz bestimmt nicht für Frauen.**

6.4 Xenöstrogene – die ganz falschen Östrogene

Viele Stoffe und Gifte in der Umwelt können ähnlich wie Östrogene nach dem Schlüssel-Schloss-Prinzip im menschlichen Körper wirken. Sie werden „Xenöstrogene" genannt (griech. xenos = der Fremde). Man findet diese Xenöstrogene in Kunststoffen, Haushaltsreinigern, Kosmetikprodukten, Holzschutzmitteln und leider auch schon im Trinkwasser. So wissen wir heute, dass Plastikgeschirr, das aus Erdöl gemacht wird, diese Fremdöstrogene enthält und bei Erwärmung in die daraufliegenden Speisen abgibt (Achtung bei Fertiggerichten, die in der Verpackung erwärmt werden!). Teppichböden, Möbel und andere aus Erdöl hergestellte Dinge können Xenöstrogene in die Raumluft abgeben, die wir dann einatmen. Künstliche UV-Filter und andere Zusatzstoffe auf Erdölbasis in Kosmetikprodukten können über die Haut in unseren Körper aufgenommen werden und dort ihre fatale Wirkung entfalten. Xenöstrogene reichern sich außerdem im Fettgewebe von Tieren an, daher ist Vorsicht vor zu viel fettem Fleisch oder fettem Fisch geboten. Wir wissen, dass bei der konventionellen Aufzucht und Haltung von sogenannten Nutztieren wahre Medikamentencocktails verwendet werden. Nicht nur die schon häufig genannten Antibiotika sind ein Problem, sondern auch die

Umweltverschmutzung

Dr. Lee, der amerikanische Pionier der Therapie mit natürlichen Hormonen, vertrat die Ansicht, dass eine Östrogendominanz auch mit der Umweltverschmutzung zusammenhängt, wie sie seit Mitte der 1950er-Jahre fast überall auf der Welt gegeben ist. Viele dieser unnatürlichen Stoffe haben im Körper östrogenartige Wirkungen und könnten mit verantwortlich sein für die zurzeit offensichtlich zunehmenden Probleme, wie eine verminderte Spermienzahl bei Männern oder eine nachlassende Eierstockfunktion bei Frauen.

verwendeten Östrogene, egal in welcher Form. Die Belastung in Bio-Produkten ist deutlich niedriger oder fehlt ganz.

Hinzu kommt, dass durch die jahrelange Einnahme von Ovulationshemmern („Pille") und künstlichen Hormonpräparaten in den Wechseljahren Tausende von Frauen synthetische „Östrogene" über ihren Urin ins Wasser abgeben. So ist inzwischen sowohl das recycelte Wasser aus Kläranlagen als auch unser Grundwasser mit synthetischen, körperfremden Östrogenen belastet, die wir wieder mit dem Trinkwasser aufnehmen.

Forscher der verschiedensten Fachrichtungen berichten, dass nicht nur die Spermienproduktion bei Männern schlechter geworden ist, sondern auch einige Tierarten „verweiblichen", und so bleibt ausreichender Nachwuchs aus. Auch wenn das momentan „nur" Schnecken, Fische und Frösche betrifft, ist es doch ein Warnzeichen, das aufzeigt, was Östrogendominanz alles verursacht.

6.5 Östrogendominanz – das vorherrschende Problem für ein Hormonungleichgewicht

Östrogen, welcher Herkunft auch immer, das nicht durch natürliches Progesteron ausgeglichen wird, ist immer mit gesundheitlichen Störungen verbunden. Man spricht von einer Östrogendominanz, wenn zu viel Östradiol und zu wenig Progesteron im Verhältnis zueinander vorhanden sind, wenn also das Östrogen nicht durch Progesteron ausbalanciert werden kann. Nach jahrzehntelanger Erfahrung von Dr. John R. Lee sollte das Verhältnis von Östrogen zu Progesteron mindestens 1:50 bis 1:100 sein.

Ein Östrogenmangel, wie der Schulmedizin-Mythos ihn postuliert, ist daher meist nicht das vorherrschende Problem bei d vielfältigen Symptomen und Beschwerden von Frauen jeden Alters. Im Gegenteil. Es herrscht fast immer erst eine Östrogendominanz mit einem relativen oder absoluten Progesteronmangel. Progesteron ist, wie wir ja schon gesehen haben, ein Vorläuferhormon von Cortisol, Testosteron und den Östrogenen (siehe Abb. Seite 31). Das heißt, dass bei einem Progesteronmangel auch zu wenig von jenen Hormonen gebildet wird. Werden als „Therapie" noch zusätzlich Östrogene gegeben, können diese nicht zu Progesteron werden und verstärken das ursprüngliche Problem zusätzlich. Eine unkritische Östrogengabe ohne eine vorherige Hormonbestimmung ist in dem Fall doppelt fatal und verschiebt das vorhandene Ungleichgewicht noch weiter. Die Symptome werden stärker statt schwächer, und es kommen neue Beschwerden hinzu.

Es wird an Frauen nie so viel operiert wie in den Lebensjahren zwischen Anfang dreißig und Mitte bis Ende vierzig, nie so häufig die Krebsangst geschürt, am Gebärmutterhals konisiert und was sich die männlich dominierte gynäkologische Schulmedizin noch so alles ausgedacht hat, anstatt ganz einfach nachzuschauen, welche Hormone denn tatsächlich fehlen und entsprechend das (meist) fehlende Progesteron in der bioidentischen Form zu ersetzen.

Östrogene und Krebs

Dr. Michael Platt schreibt in seinem Buch „Die Hormonrevolution", dass man bereits seit einem halben Jahrhundert weiß, dass Östrogene bei Frauen mehr als sechs verschiedene Krebsformen auslösen können, Krebs an der Gebärmutterschleimhaut und am Gebärmutterhals, an den Eierstöcken, der Vagina, der Brust und am Dickdarm.

Seit 2003 endlich steht Östrogen mit auf der Liste der krebserregenden Substanzen, doch diese Tatsache ist bei vielen Ärzten/innen und Patientinnen noch nicht angekommen, weil niemand deutlich darüber spricht.

Eine Östrogendominanz bei Männern, hervorgerufen durch Stress und nachlassende Hormonproduktion, wird kaum zur Kenntnis genommen und schon gar nicht therapiert. Das, was bei Frauen zu viel untersucht und behandelt wird, geschieht beim „starken Geschlecht" deutlich zu wenig!

Östrogendominanz führt zu:

Bei beiden Geschlechtern: Beschleunigung des Alterungsprozesses, Allergien (Asthma, Ekzeme, Schnupfen), Autoimmunstörungen (zum Beispiel Morbus Hashimoto, Lupus erythematodes, Multiple Sklerose), Gallenblasenerkrankungen, Ödeme, Völlegefühl, Gefühl von „Aufgeblasensein", vermehrtes Fettgewebe an Bauch, Hüften und Schenkeln, Schilddrüsenfunktionsstörungen, kalte Hände und Füße, Erschöpfung, emotionale Verstimmungen, Depressivität mit innerer Unruhe und Angststörungen, Panikattacken, veränderte Blutgerinnung mit der Gefahr von Schlaganfällen, Herzinfarkten und Thrombosen, Reizbarkeit, Stimmungsschwankungen, Denkstörungen, Konzentrations- und Merkstörungen, Schlafstörungen, Leistungsschwäche, Muskel- und Gelenkschmerzen, Haarausfall, Kopfschmerzen, Migräne, nachlassende Knochendichte (Osteopenie / Osteoporose), Blasenfunktionsstörungen, Schwindel, ...

Bei Frauen: verlängerte, heftigere Regelblutungen, Mastodynie, Mastopathien (= schmerzende, berührungsempfindliche Brüste), Zysten in den Brüsten und an den Eierstöcken, Zellveränderungen am Muttermund (Cervixdysplasien, Pap III und schlechter), Myome, Unfruchtbarkeit, Eierstockkrebs, Gebärmutterhalskrebs, Gebärmutterkrebs und Brustkrebs

Bei Männern: Zeugungsunfähigkeit, schlechte Spermienqualität, zu geringe Spermienzahl, Impotenz, Gewichtszunahme, Fetteinlagerung, Prostataprobleme, Libidoverlust, Depressionen

Diese Liste ist lang, aber sicher nicht vollständig. Sie zeigt deutlich die Brisanz des Themas für unsere Gesundheit.

▩ Zwei Beispiele aus der Praxis

Gertraud ist 32 Jahre, verheiratet, hat Zwillinge und arbeitet halbtags, als sie das erste Mal meine Praxis besucht. Sie berichtet, dass sie mit 16 Jahren einen Eierstock „verlor". Nach der Geburt ihrer Zwillinge diagnostizierte man bei ihr am zweiten Eierstock blutgefüllte Zysten und entfernte auch diesen. Ihr damaliger Gynäkologe empfahl eine „Hormonspirale" (enthält künstliches Progestin) und sie solle täglich ein Östrogen-Gel benutzen. Kurze Zeit später fühlte Gertraud sich wie aufgeblasen, wurde übergewichtig und es ging ihr insgesamt nur noch schlecht. Sie nahm 20 (!) Kilo zu, bekam Schlafstörungen, Kopfschmerzen, Depressionen, Hitzewallungen, Blutdruckschwankungen und war ohne Energie. Sie sagte mir bei unserem ersten Gespräch, dass sie am liebsten nicht mehr leben wolle.

Nach Absetzen des östrogenhaltigen Gels und Entfernen der Spirale sowie Beginn der Behandlung mit natürlichem Progesteron als Creme fühlte sie sich von Woche zu Woche besser. Nebenbei verlor sie etwa 15 Kilo Körpergewicht in einem Jahr, gewann ihren Optimismus zurück, hatte keine Kopfschmerzen mehr und konnte wieder schlafen und normal arbeiten. Die Depressionen sind bis heute, etwa drei Jahre danach, nicht wieder aufgetreten, ebenso alle anderen Beschwerden. Sie sagte wörtlich, dass ich ihr das Leben gerettet hätte!

Fazit: Gertrauds Behandlung durch ihren Gynäkologen kam wie folgt zustande: Erstens braucht nach Meinung der Schulmedizin eine Frau, der die Eierstöcke fehlen, Östrogen, also bekam Gertraud das Gel. Nur leider ist die übliche Dosierung etwa 20-fach zu hoch. Zweitens hatte Gertraud ja noch ihre Gebärmutter, zu deren Schutz brauchte sie ein „Gestagen". Da die Schulmedizin nicht zwischen natürlichen, bioidentischen Hormonen und deren synthetischen Abkömmlingen unterscheidet, erhielt sie die sogenannte Hormonspirale, die ein künstliches Gestagen, besser Progestin genannt, abgab, damit es in der Gebärmutter nicht zu unkontrolliertem Wachstum der Schleimhaut kommt und kein Krebs entsteht. Das Resultat war eine massive Östrogendominanz mit Ödemen, Gewichtszunahme, Kopfschmerzen, Depressionen, Hitzewallungen (die gibt es auch bei Überdosierung!) und zugleich einem massiven Progesteronmangel, da sie ja nur ein künstliches Gestagen, einen minderwertigen Ersatz bekommen hatte. Sie reagierte darauf mit Angst- und Panikattacken, Depressionen, Denk- und Konzentrationsstörungen, Lustlosigkeit und Schlafstörungen und zunehmend mit Suizidgedanken. Aufgrund der Schlafstörungen und Hitzewallungen hatte ihr Gynäkologe leider dazu geraten, noch mehr Östrogen-Gel zu nehmen, was die Östrogendominanz weiter verstärkte.

Friedhelm, 23 Jahre, war stark übergewichtig, als er in meine Praxis kam. Er wog bei einer Körpergröße von ein Meter achtzig etwa 145 Kilogramm. Obwohl er Sport trieb und sich bewusst ernährte, gelang es ihm nicht, abzunehmen. In seinem Studium bekam er immer größere Probleme, da seine Konzentrationsfähigkeit stark nachließ. Überhaupt fühlte er sich ständig müde und erschöpft. Alle üblichen schulmedizinischen Untersuchungen zeigten angeblich keinerlei Ursachen für sein massives Übergewicht und all die anderen Beschwerden.

Im Speicheltest zeigte sich eine Östrogendominanz, viel zu wenig DHEA, Testosteron, Progesteron und Cortisol. Die Schilddrüse war von den Werten her in der Unterfunktion (Hypothyreose).

Nach der Gabe von Schilddrüsenhormonen, Progesteron und DHEA, sowie verschiedenen Vitalstoffen (Vitamine, Spurenelemente und Mineralien) konnte Friedhelm sein Körpergewicht schnell verringern. Er nahm innerhalb kurzer Zeit fast 20 Kilogramm ab und verringert sein Gewicht seither langsam aber stetig weiter. Schon bald hatte er wieder viel mehr Energie und konnte sein Studium erfolgreich fortführen. Sein Konzentrationsvermögen und seine Lebenslust waren zurückgekehrt.

Fazit: Dass bei den schulmedizinischen Untersuchungen die Unterfunktion der Schilddrüse nicht diagnostiziert wurde, kann nur erstaunen. Aber selbst wenn Friedhelm Schilddrüsenhormone bekommen hätte, wäre damit nur ein Bruchteil seiner ausgeprägten Hormondysbalance behoben worden und seine Situation hätte sich vermutlich nur unzureichend verbessert. Da andere Hormone in der normalen Schulmedizin grundsätzlich nicht betrachtet werden, konnte eine passende Diagnose und Behandlung nicht erfolgen.

Hinzu kommt, dass viele Schulmediziner bei Übergewichtigen häufig der Meinung sind, dass die Betroffenen einfach besser auf ihre Ernährung achten und sich mehr bewegen sollen, dann würde sich alles andere von allein wieder einrenken. Wahrscheinlich hat diese Einstellung auch dazu geführt, dass Friedhelm von seinen behandelnden Ärzten/innen nicht ernst genommen wurde.

Kapitel 7

Progesteron, das wichtigste, aber leider (fast) vergessene Hormon

„Macht es nach, aber macht es genau nach."

DR. SAMUEL HAHNEMANN

Progesteron ist der wichtigste Vertreter der natürlichen im Körper gebildeten Gestagene. Es ist ein geschlechtsneutrales Hormon, das bei allen Wirbeltieren, Kindern, Männern und Frauen gleichermaßen vorkommt und im Körper unzählige Aufgaben hat, um uns gesund, leistungsfähig, emotional ausgeglichen und geistig wie körperlich fit zu halten.

Progesteron entsteht bei Frauen vorwiegend im Gelbkörper, dem Gebilde, das nach einem Eisprung im Eierstock zurückbleibt. In geringeren Mengen wird Progesteron auch in den Nebennieren und bei Männern zusätzlich in den Hoden gebildet. Während einer Schwangerschaft produziert die Plazenta Progesteron in großer Menge, ist es doch das schwangerschaftserhaltende Hormon (aus dem Lateinischen „pro gestare" = „für das Tragen", also für die Schwangerschaft). Ohne genügend Progesteron ist das Überleben des Embryos unmöglich.

Mittlerweile sind auch noch sehr viele andere Funktionen des Hormons Progesteron bekannt geworden: Es ist Vorläufer von Cortisol/Kortison sowie von Testosteron und den Östrogenen.

Gleichzeitig ist es der Mit- und Gegenspieler (Synergist/Antagonist) der Östrogene (Östron, Östradiol und Östriol) und des Testosterons, was bedeutet, dass Progesteron einerseits die Wirkung der Östrogene und des Testosterons unterstützt, aber auch deren überschießende Wirkung einschränkt. Konkret bremst Progesteron das durch Östrogene angeregte Zellwachstum, zum Beispiel an der Gebärmutterschleimhaut und den Drüsenzellen der Brust, und kann daher helfen, diesen Krebsarten vorzubeugen. Für Männer ist es als Testosteron-Gegenspieler u.a. wichtig für die Gesundheit der Prostata.

Davon abgesehen liegen 20 Prozent der Progesteronrezeptoren im Gehirn. Es reguliert dort die Verknüpfung der Neuronen und ist an dem Aufbau der Nervenhüllen mit beteiligt. Progesteron ist für unser emotionales Gleichgewicht und unsere Ausgeglichenheit unverzichtbar, es verbessert die Konzentration, die Gedächtnisleistung und den Schlaf und es regeneriert verletzte Gehirnmasse, zum Beispiel nach einem Schlaganfall. In den 1930er-Jahren wurde es auch bei einigen Formen der Epilepsie erfolgreich eingesetzt, da es krampflösende Eigenschaften hat.

Progesteron ist kein „weibliches" Hormon, auch wenn es bei Frauen in größeren Mengen vorliegt. Es wirkt nicht feminisierend, also verweiblichend auf den männlichen Körper. Wie schon gesagt, wird es auch in Androgene umgewandelt, also „männliche" Hormone, zum Beispiel Testosteron.

Für ein gesundes leistungsfähiges Herz ist Progesteron ebenfalls sehr wichtig, weil es die Gefäße stärkt und elastisch erhält, deren Krämpfe verhindert und somit einen Schutz vor Herzinfarkt bietet. Die Gefahr von Embolien wird dadurch drastisch reduziert, da Progesteron die Fließeigenschaft des Blutes verbessert, es hilft damit Schlaganfälle, Thrombosen und Venenbeschwerden zu verhindern. Nebenbei fördert es das Wachstum von Haut, Haaren und Nägeln und stärkt das Bindegewebe, was auch Venenbeschwerden vorbeugt. Darüber hinaus ist Progesteron für den Knochenaufbau unverzichtbar und somit äußerst hilfreich bei der Therapie der Osteoporose. Nicht zuletzt steigert es den Energiestoffwechsel, schwemmt Wasser aus dem Körper aus, hilft den Blutdruck zu regulieren und die Blutgerinnung zu normalisieren, es heilt Blasenbeschwerden und verhindert Gallenleiden, die durch Östrogenüberschuss entstehen, unterstützt die Schilddrüse, indem es die Wirkung der Schilddrüsenhormone verbessert und die Schilddrüse vor einer Entzündung schützt (Morbus Hashimoto). Progesteron ist jedoch kein Wunderhormon, es sei denn, wir betrachten unseren Körper insgesamt als ein Wunder, doch es ist unverzichtbar für unsere Gesundheit und das Gleichgewicht der Hormone im Körper.

■ Ein Beispiel aus der Praxis

Anne war Anfang 20, da setzte, ausgelöst durch den Abschied ihres Freundes und gleichzeitiges Absetzen der Antibabypille, ihre Periode aus und ihr Hormonhaushalt geriet aus dem Gleichgewicht. In den darauffolgenden Monaten nahm sie 20 Kilo an Gewicht zu, hatte Heißhungerattacken, Gemütsschwankungen und ihr Gesicht ähnelte immer mehr einem Vollmond. Bei den Ärzten stieß ihr Zustand auf Unverständnis, sie waren der Meinung, sie solle weniger essen und sich nicht so anstellen. Sie lebte in diesen Jahren sehr zurückgezogen, traute sich nur für ihre Arbeit aus dem Haus und hatte kaum andere soziale Kontakte.

Nach zwei Jahren kam ein Arzt auf die Idee, einen Hormonstatus bei ihr zu erstellen. Das Ergebnis zeigte ein fast vollständiges

Fehlen des Progesterons und eine Insuffizienz der Nebennierenrinde, was heißt, dass die Hormonproduktion dieser Drüsen
fast nicht mehr vorhanden war. Er gab Anne unter anderem ein
Gestagenpräparat. Ihr Zustand besserte sich langsam und sie fand
zu ihrer ehemals schlanken Figur zurück.

Bis zur Geburt ihres Sohnes hatte sie außer zeitweise starken
Kopfschmerzen keine Beschwerden. Das änderte sich schlagartig
nach der Entbindung. Zwei- bis dreimal im Monat überfielen sie
Migräneanfälle mit Übelkeit sowie Seh- und Gleichgewichtsstörungen, die sie als gottgegeben hinnahm.

Ihr größter Wunsch war ein zweites Kind. Über Jahre versuchte sie erneut schwanger zu werden, ohne Erfolg. Sie war Ende
dreißig, als es doch noch klappte, die Freude war riesengroß.
Leider währte sie nur kurz: Zu Beginn des vierten Schwanger-
schaftsmonats setzten Blutungen ein. Ein Frauenarzt bestätigte
den traurigen Verdacht: Der Fötus war abgestorben.

Erst nach Jahren ist Anne in Kontakt mit der Behandlung von
naturidentischen Hormonen gekommen. Das Ergebnis des
Speicheltests zeigte viel zu niedrige DHEA- und Progesteron-
werte. Der zu diesem Zeitpunkt immer noch bestehende Kopf-
schmerz besserte sich rasch nachdem sie DHEA und natürliches
Progesteron bekam.

Fazit: Es lässt sich im Nachhinein natürlich nur vermuten,
aber in Annes Fall hätte Progesteron höchstwahrscheinlich für
einen regelmäßigen Eisprung sorgen können, sodass eine erneu-
te Schwangerschaft möglich gewesen wäre. Auch die Migräneanfälle, die Übelkeit und die Gleichgewichtsstörungen deuten sehr
stark darauf hin.

Was Progesteron alles kann

Natürliches Progesteron

- erhält die Schleimhaut in der Gebärmutter und hilft bei der Einnistung des befruchteten Eis.
- ist unverzichtbar für das Zustandekommen und die Erhaltung einer Schwangerschaft.
- schützt vor Zysten und Gewebsveränderungen in der Brust.
- hilft Fett in Energie umzuwandeln.
- fördert die Wasserausscheidung aus dem Gewebe.
- strafft das Bindegewebe und beugt Venenbeschwerden vor.
- ist das stärkste natürliche Antidepressivum.
- verbessert die Verwertung der Schilddrüsenhormone und führt zu einem besseren Stoffwechsel.
- normalisiert die Blutgerinnung, verhindert so Thrombosen, Embolien und Infarkte.
- wirkt krampflösend und beugt so auch Herzinfarkten und Schlaganfällen vor.
- baut um die Nerven herum Hüllen (Myelinscheiden) auf, die für die Nervenfunktion unerlässlich sind.
- regeneriert Hirngewebe.
- normalisiert den Blutzuckerspiegel und den Fettstoffwechsel.
- reguliert den Zink- und Kupferhaushalt.
- stärkt die Blasenfunktion.
- beugt bei Männern Prostataproblemen vor.
- stellt einen angemessenen Sauerstoffspiegel in der Zelle her.

Ab Mitte dreißig lässt bei Frauen bereits die Progesteronproduktion nach, da nicht mehr jeder Zyklus einen Eisprung hat oder die Bildung des Gelbkörpers gestört sein kann. Oft liegt deshalb schon zwischen dreißig und vierzig ein Ungleichgewicht der Hormone Progesteron und Östrogen vor: Es entsteht eine Östrogendominanz, ein Überwiegen des Östrogens mit all den vielen bereits beschriebenen Problemen und Auswirkungen (siehe Kapitel 6.5). So ist es zu erklären, dass in diesem Alter bei den Frauen viele neue Beschwerden auftreten, wie Zysten in der

Brust und an den Eierstöcken, Myome in der Gebärmutter, heftige und verlängerte Regelblutungen, schmerzhaftes Brustspannen und PMS (prämenstruelles Syndrom).

Auch bei Männern lässt die Progesteronproduktion mit steigendem Alter nach. Daraus können sich bei beiden Geschlechtern Beschwerden und Krankheiten wie Herzrhythmusstörungen, Blasenprobleme, Gemütsschwankungen, Schlafstörungen, Konzentrations-, Denk- und Merkstörungen und einiges andere mehr ergeben.

Bei Männern wird Progesteron in der Nebenniere und in den Hoden gebildet. Männer brauchen es für ihre psychische Ausgeglichenheit, zur Gesunderhaltung nicht nur der Prostata, für den Knochenstoffwechsel und für die Fruchtbarkeit und manches mehr. Vor allem brauchen Männer es aber auch als Gegengewicht zu den vielen unnatürlichen Stoffen aus der Umwelt, die östrogenartige Wirkung haben (siehe Kapitel 6.4) und damit beim Mann eine Östrogendominanz auslösen können.

Progesteron-Mangel

Bei beiden Geschlechtern: Schilddrüsenfunktionsstörungen, Herzrhythmusstörungen, Gedächtnisstörungen, Kopfschmerzen, Migräne, emotionale Verstimmungen, plötzliche Aggressionen, depressive Verstimmungen bis hin zu Depressionen, Gefühl der Sinnlosigkeit des Lebens, Vergesslichkeit, Schlafstörungen, Nachlassen des Denkvermögens und der Libido, Leistungsabfall, Energiemangel, Blutdruckschwankungen, Gewichtszunahme und Knochenmasseverlust(Osteoporose)
Bei Frauen: Unfruchtbarkeit, Frühabortus, prämenstruelle Beschwerden, Schmerzen vor und während der Regelblutung (zum Beispiel Krämpfe), heftige, verlängerte Blutungen, Wassereinlagerung im Gewebe, Brustspannen, Ödeme, Bildung von Zysten

in Brust und Eierstöcken, Myome in der Gebärmutter, Wechseljahrsbeschwerden, Blasenprobleme, Gemütsschwankungen
Bei Männern: Beschwerden mit der Prostata, Probleme mit der Fruchtbarkeit, Gefäßkrämpfe u.a.m.

Progesteron-Überschuss

Bei beiden Geschlechtern: Macht erstaunlicherweise meist keinerlei Beschwerden, manchmal kommt es zu Schwindelgefühlen, leichter Benommenheit, Gefühl wie beschwipst zu sein, seltener gibt es die Symptome einer Östrogendominanz, was an einer verstärkten Umwandlung liegen könnte.

7.1 Synthetische „Gestagene"

In der Medizin, in der Literatur und im allgemeinen Sprachgebrauch wird der Oberbegriff Gestagene sowohl für das natürlich vorkommende Progesteron und seine Abkömmlinge als auch für die künstlichen Progestine verwendet. Daraus entstehen viel Verwirrung und nicht nur für die Frauen auch viele Verständnisprobleme. Die künstlichen Gestagene, besser Progestine genannt, heißen Desogestrel, Levonorgestrel, Norethisteron, Dienogest oder ähnlich und sind alle vom Progesteron verschieden. Diese Progestine, manchmal auch Pro-Gestagene genannt, sind immer körperfremd. Eine Tatsache, die oft nicht einmal Fachärzten bewusst ist und auch in der Presse, sowohl der wissenschaftlichen wie auch der Laienpresse, meist munter vermischt wird.

So ist unter anderem auch die nicht selten gehörte und falsche Behauptung zu erklären, dass Progesteron angeblich zu Brustkrebs führt, was NUR auf die synthetischen, körperfremden Gestagene zutrifft, nicht jedoch auf natürliches oder bioidentisches Progesteron, das Krebs vorbeugt.

Wenn von Gestagenen gesprochen wird, sollte immer genau unterschieden werden zwischen dem natürlichen, körperidentischen Progesteron und den synthetischen Progestinen, den Medikamenten mit Hormonwirkung. Da die biochemischen Strukturen der Progestine vom körpereigenen Progesteron völlig verschieden sind, taugen sie nicht als „Schlüssel" zu den Progesteronrezeptoren. Somit sind sie für unsere Gesundheit sehr nachteilig, was sich in den vielen Nebenwirkungen zeigt (siehe Tabelle). Hinzu kommt, dass die künstlichen Progestine die Menge des natürlichen Progesterons im Körper noch weiter absinken lassen.

Besonders deutlich wird die Wirkung der künstlichen Progestine auf unseren Körper durch die Tatsache, dass Progesteron für eine Schwangerschaft unverzichtbar ist, aber mit nahezu allen Progestinen, also künstlichen Gestagenen, eine Abtreibung herbeigeführt werden kann!

Nebenwirkungen der synthetischen „Gestagene"
(Progestine):

■ Kopfschmerzen ■ Stimmungsschwankungen ■ Depressionen ■ Spannungsgefühle in den Brüsten oder sogar heftige Brustschmerzen ■ Gewichtszunahme ■ Ödeme an den Knöcheln und Augenlidern ■ hohes Brustkrebsrisiko und vieles mehr. Auffällig bei dieser Liste ist die Übereinstimmung der Beschwerden mit jenen einer Östrogendominanz. Progesteron in seiner natürlichen Form hat keine dieser Nebenwirkungen, im Gegenteil, es bringt sie zum Verschwinden.

Kapitel 8
Die „Pille" und andere Eingriffe ins Hormonsystem

„Setzet immer voraus, dass der Mensch im Ganzen das Rechte will; im Einzelnen nur rechnet mir niemals drauf!"

FRIEDRICH VON SCHILLER

Ein anderer Eingriff in das Hormonsystem ist das Blockieren der körpereigenen Hormonproduktion. Die sogenannte „Pille" ist hier das bekannteste Beispiel. Sie ist in der westlichen Welt das am häufigsten angewendete Verhütungsmittel.

Im Jahre 1960 kam die erste Antibabypille unter dem Namen Enovid auf den amerikanischen Markt. Mit der Entwicklung der „Pille" (Ovulationshemmer) und deren Zulassung in den USA begann das Zeitalter der Vermarktung der synthetischen „Hormone". Zu Anfang führten moralische Bedenken vieler gesellschaftlicher Institutionen zu Protesten und Empörung. Eine Frau, die selbst entscheidet, ob sie schwanger werden möchte, dies ging entschieden zu weit. Aus diesem Grund setzte man die Pille vorerst nur zur Behebung von Menstruationsbeschwerden ein, und dies auch nur bei verheirateten Frauen.

Bei der Pille handelt es sich um ein regelmäßig oral einzunehmendes Medikament, das die weiblichen Hormone Östrogen und Progesteron in veränderter, biochemisch fremder Form unterschiedlicher Zusammensetzung und Dosierung als „Medikament mit hormonähnlicher Wirkung" enthält. Der Östrogen-Ersatz ist meist synthetisches Ethinylestradiol (siehe Kapitel 6.2) und verschiedene synthetische Progestine, also künstliche Gestagene (siehe Kapitel 7.1) als unzureichender Ersatz für das Progesteron. Während Progesteron **das** Schwangerschaftshormon ist, kann mit den meisten Ovulationshemmern/Pillen abgetrieben werden. Dies zeigt schon die eklatanten Unterschiede.

Durch die Pilleneinnahme wird der Eisprung verhindert. Die monatliche Blutung ist keine natürliche Regelblutung mehr, es kommt durch die Pillenpause und den plötzlichen Entzug der hormonähnlich wirkenden Stoffe zu einer sogenannten Abbruchblutung, die in der Regel schwächer, kürzer und schmerzfreier ist. Diese Abbruchblutung ist lediglich eine Alibifunktion für die Frauen, um ihnen die Illusion aufrechtzuerhalten, dass ihr Hormonsystem dennoch funktioniert. Da unter der Pille keine Gebärmutterschleimhaut aufgebaut wird, muss auch keine abgeblutet werden, und weil der Eisprung verhindert wird, entsteht weder ein Gelbkörper noch das Gelbkörperhormon Progesteron.

Unter der Pilleneinnahme wird im Körper nur noch wenig natürliches Progesteron in den Nebennieren gebildet. Da Progesteron aber auch die Vorstufe anderer Hormone ist, kommt es besonders in Stresszeiten schnell zu einem Ungleichgewicht im Körper.

Das Hormon Östradiol wird in der Pille zwar ebenfalls in künstlicher Form zugeführt, allerdings ist es dem körpereigenen Östradiol so weit verwandt, dass unter der Einnahme der Pille meist früher oder später eine Östrogendominanz auftritt. Dies erklärt auch die vielfältigen Nebenwirkungen.

Heute ist die „Pille" zwar deutlich niedriger dosiert als früher, aber egal wie hoch dosiert, die „Pille" ist und bleibt ein künstlicher Eingriff ins Hormonsystem. Kaum eine Frau, geschweige denn ein junges Mädchen, sind sich darüber im Klaren, was durch die Einnahme der „Pille" im Körper geschieht.

Das Verhütungspflaster und der Vaginalring enthalten ebenso wie die „Pille" östrogen- und gestagenartige künstliche Stoffe. Die obige Erklärung über den Eingriff ins Hormonsystem trifft hier ebenso zu. Die „Minipille", das Verhütungsstäbchen, die Drei-Monatsspritze und die sogenannte Hormonspirale enthalten dagegen „nur" künstliche körperfremde Progestine, mit denen die Progesteronbildung unterdrückt wird. Hier kann es bei gesunder Eierstockfunktion durch die ungebremste Östrogenbildung ebenfalls bald zu einer Östrogendominanz kommen. Somit ist die hormonelle Art der Verhütung immer mit enorm vielen Risiken und Nebenwirkungen verbunden.

In den letzten Monaten wird verstärkt eine neue „Pille" beworben. Es heißt, dass sie natürliche, biologische Hormone enthält. Das einzig annähernd natürliche Hormon dieser neuen „Pille" ist ein Östrogen, das bisher schon in der Therapie der Wechseljahrsbeschwerden verwendet wurde und nicht so körperfremd ist wie der Stoff, der das Progesteron ersetzen soll. Er nennt sich „Dienogest" und kommt weder in der Natur noch in unserem Körper vor. Also: Was ist biologisch an der neuen „Pille"?

Solange die Verhütungsmedikamente nicht ausschließlich das natürliche biologische Östrogen und/oder das natürliche biologische Progesteron enthalten – im richtigen Verhältnis zueinander –, sind sie für die Gesundheit der Frauen bedenklich und nicht zu empfehlen.

Nebenwirkungen der synthetischen Ovulationshemmer (v. a. „Pille"):

■ Zwischenblutungen und Spannungsgefühl in den Brüsten ■ Gewichtszunahme ■ Appetitsteigerung ■ Wassereinlagerungen ■ Befindlichkeitsstörungen wie Übelkeit, Sehstörungen und Kopfschmerzen, oft ausgelöst durch einen abrupten Östrogenabfall während der Pillenpause ■ höheres Risiko für Zysten, Myome, Thrombosen und Knoten in der Brust ■ höheres Schlaganfall- und Herzinfarktrisiko (besonders bei Raucherinnen) ■ deutlich erhöhtes Krebsrisiko, da die Schutzfunktion des körpereigenen Progesterons fehlt. **Die Ähnlichkeit mit den Beschwerden einer Östrogendominanz ist kein Zufall!**

[EXKURS]
Empfängnisverhütung – sanfte Alternativen

Es ist bis heute so, dass es kein optimales Empfängnisverhütungsmittel gibt. Man muss zwischen gesundheitlichen Risiken, der Sicherheit und individuell empfundenen anderen Nachteilen abwägen.

Kondom
Das Kondom ist das einzige Empfängnisverhütungsmittel, das gleichzeitig einen sehr guten Empfängnisschutz bietet sowie vor einer Ansteckung mit sexuell übertragbaren Krankheiten wie HIV und Chlamydien schützt.

Berechnung der fruchtbaren Tage und Enthaltsamkeit an den fruchtbaren Tagen der Frau
Diese Methode ist sehr unsicher, kann sich doch durch verschiedene Einflüsse der monatliche Zyklus verändern.

Symptothermale Methode

Durch tägliches Messen der Körpertemperatur und Beobachten des Schleimes kann die Frau erkennen wann sie einen Eisprung hat. Die Körpertemperatur steigt in der Mitte des Zyklus an, gleichzeitig verändert sich der Zervixschleim, er wird zähflüssig und fadenziehend. Mindestens eine Woche vor jenen Tagen und ein paar Tage danach sollte auf Geschlechtsverkehr verzichtet oder eine Barrieremethode angewandt werden. Diese Methode kann sehr sicher sein, allerdings setzt sie Disziplin und einen regelmäßigen Zyklus voraus.

Diaphragma, Femidom, Portiokappe, LEA

Hier handelt es sich um verschiedene Barrieremethoden, bei denen verhindert wird, dass Spermien den Muttermund erreichen können. Sie sind in Kombination mit einer spermiziden Creme durchaus als sicher zu bezeichnen.

Sterilisation

Die Sterilisation kann nicht wirklich als Verhütungsmethode angesehen werden, da sie bei der Frau zur irreversiblen Unfruchtbarkeit führt und auch beim Mann nur schwer rückgängig gemacht werden kann. Das Grundprinzip besteht im Durchtrennen der „Transportwege" für Eizelle oder Spermien, das heißt, bei der Frau werden die Eileiter durchtrennt, beim Mann die Samenleiter. Bei Männern ist dieser Eingriff relativ einfach durchzuführen, da die Samenleiter von außen gut erreichbar sind. Bei Frauen hingegen ist die Sterilisation eine Bauchoperation mit häufig vorkommenden Komplikationen und Folgebeschwerden.

Nicht verwechseln darf man diese Eingriffe mit der Kastration, dem Entfernen von Eierstöcken oder Hoden.

Kapitel 9
Wechseljahre der Frau –
die Menopause – das Klimakterium

„Frauen im mittleren Alter sollten nicht traurig
sein – auch in der Geschichte kommt nach dem
Mittelalter die Neuzeit."

VERA TSCHECHOWA

Die Phase der Wechseljahre beginnt in der Regel ab Mitte vierzig. Als Menopause bezeichnet man den Zeitpunkt der letzten Menstruation. Die Hormonproduktion lässt mehr und mehr nach. Zunächst gibt es einen Rückgang des Progesterons und später auch des Östrogens. Zu den bekannten Symptomen gehören unregelmäßige und verstärkte Regelblutungen, verkürzte Zyklen, depressive Verstimmungen und erhöhte Reizbarkeit, Hitzewallungen, Schwindel, Schweißausbrüche, Herzrasen, trockene Scheide, Schlafstörungen, plötzliche Hautalterung, Müdigkeit, Übergewicht, Muskel- und Gelenkbeschwerden, Blasen- und Schilddrüsenfunktionsstörungen sowie Probleme mit der Gallenblase.

Spätestens ab der Menopause, dem Ausbleiben der Regelblutung, wird Frauen suggeriert, dass das Leben ohne synthetische „Hormone" ein schnelleres Altern nach sich zieht, die Osteoporosegefährdung zunimmt und vieles mehr. Die Wahrheit ist, dass immer öfter von einem Zusammenhang zwischen einer künstlichen Hormonersatztherapie in den Wechseljahren und einem erhöhen Auftreten von Brust-, Eierstock- und Gebärmutterkrebs berichtet wird. Frauen, die in den Wechseljahren künstliche Hormonpräparate nehmen, bekommen laut einer britischen Studie (Oxford University) um 20 Prozent häufiger Eierstockkrebs als andere.

Ein weitverbreitetes Missverständnis ist, dass die Wechseljahre der Frau bedeuten, dass der Körper keine weiblichen Hormone mehr produziert und die Frau ab sofort vor allem einen Östrogenersatz und ständige ärztliche Kontrolle braucht. Tatsächlich wird jedoch nur weniger Östrogen produziert als es für die monatliche Vorbereitung einer Schwangerschaft nötig wäre, die fruchtbaren Jahre gehen zu Ende. Nebennieren, Fettzellen, Fettgewebe und Leber produzieren weiterhin geringe Mengen an Östrogenen. Andererseits fällt der Progesteronspiegel schon in viel früheren Jahren ab, etwa ab Mitte dreißig, und tendiert zu Beginn der Menopause oft schon gegen Null. Da aber im weiblichen Körper die beiden Hormone sich gegenseitig brauchen, da ein Hormon die Rezeptoren für das jeweils andere sensibilisiert, ergibt sich aus dem Fehlen des Progesterons ein Ungleichgewicht, welches sich in vielfältigen Beschwerden zeigt und zur Östrogendominanz führt: Ödeme, Brustdrüsenveränderungen (Mastophathie), Zysten, Myome, Kopfschmerzen, Depressionen… und viele andere Beschwerden. Meist treten diese Beschwerden jedoch nicht alle zusammen auf, und mindestens ein Viertel der Frauen kommt völlig problemlos und fast unbemerkt durch diese Phase. Ein weiteres Viertel hat allerdings über viele Jahre so starke Beschwerden, dass die Lebensqualität enorm eingeschränkt ist.

Da Progesteron der Mit- und Gegenspieler zum Östrogen ist und aus ihm auch Östrogene gebildet werden können, hat sein Fehlen

Statistik der Wechseljahre

25% der Frauen haben kaum oder keine Beschwerden.

25% haben geringe, vorübergehende Beschwerden.

25% haben starke, vorübergehende Beschwerden.

25% leiden unter sehr starken Beschwerden, die jahrelang anhalten oder immer wieder auftreten.

Fazit: 50% der Frauen (und 30% der Männer) leiden unter starken Wechselbeschwerden.

sehr viele Nachteile. Wie die jahrelange Erfahrung mit der biologischen Hormontherapie zeigt, benötigen die meisten Frauen bei Anwendung von natürlichem Progesteron kein zusätzliches Östrogenpräparat, es sei denn, sie befinden sich in dem Stadium der Umstellung von einer Hormonersatztherapie (mit synthetischen Medikamenten) auf naturidentische Hormone. Hier muss die Überdosis an Östrogen langsam abgebaut werden, da es sonst zu Symptomen wie nach einem Drogenentzug kommen kann.

Sehr schlanke Frauen, deren Körper wenig Fettzellen enthält, brauchen möglicherweise eine kleine Menge an Östradiol zur Unterstützung, da ihr Körper es nicht ausreichend selbst bilden kann. Normal- oder übergewichtige Frauen haben normalerweise genügend Fettzellen zur Eigenproduktion des weiterhin gebrauchten Östradiols. Bei Scheidentrockenheit und Hitzewallungen reicht die zusätzliche Gabe von Östriol aus, dem Schleimhaut-Östrogen ohne Nebenwirkungen.

Definitionen der verschiedenen Stadien der Menopause bei Frauen

Prämenopause:

Prämenopause heißt die Zeit vor der eigentlichen Menopause, in der die Hormonproduktion, vor allem die Bildung des Gelbkörperhormons Progesteron immer mehr absinkt. In der Regel beginnt die Prämenopause zwischen dem 35. und 40. Lebensjahr der Frau und dauert im Schnitt fünf Jahre bis zum Eintritt unregelmäßiger Zyklen, in denen immer häufiger die Ovulationen fehlen. Diese Phase kann auch deutlich kürzer sein oder sich über mehr als zehn Jahre erstrecken.

Perimenopause (Klimakterium):
Unter Perimenopause versteht man die Übergansphase zwischen Prämenopause und Postmenopause, und sie beginnt mit dem Auftreten unregelmäßiger Zyklen. Sie dauert zwölf Monate, ab der letzten spontanen Menstruationsblutung gerechnet.

Menopause:
Von Menopause spricht man ab dem Zeitpunkt der letzten spontanen Menstruationsblutung.

Postmenopause:
Postmenopause benennt die Phase ab einem Jahr nach der letzten spontanen Blutung und dauert bis zum sogenannten Senium.

Senium:
Dieser Begriff steht für einen von der medizinischen Wissenschaft definierten Lebensabschnitt, der bei Frauen und Männern früher ab einem Alter von 60 Jahren gerechnet wurde, heute wohl eher erst vielfach ab 70 oder 75 Jahren eintritt.

9.1 Phytoöstrogene – eine Alternative?

Bei den allseits als wirksam gegen Wechseljahrsbeschwerden beworbenen Phytoöstrogenen – ob aus Soja, Rotklee oder anderen Pflanzen – handelt es sich für uns Menschen um Xenoöstrogene. Zwar haben sie einen natürlichen, pflanzlichen Ursprung, sie sind unserem Hormonsystem jedoch genauso fremd wie die synthetischen Nachbildungen der Pharmaindustrie. Sie besetzen die Rezeptoren für Östrogene, haben aber nur eine verminderte östrogenartige Wirkung.

Soja und Sojaprodukte können außerdem den Schilddrüsenstoffwechsel stören und die Produktion des aktiveren Schilddrüsenhormons T3 verhindern. So greifen sie zusätzlich noch hemmend in den Hormonregelkreis ein. Doch damit nicht genug. Sie behindern außerdem die Aufnahme der Mineralstoffe Calcium, Magnesium, Eisen und Zink und von Vitamin B_{12} im Darm (Ausnahme: fermentiertes Soja). Neuere Studien zeigen sogar unerwünschte Östrogenwirkungen, zum Beispiel nach Brustkrebs.

9.2 Der psychische Aspekt der Wechseljahre

Wir leben in einer Männergesellschaft, niemand wird das ernsthaft bestreiten. Nicht zuletzt in der Wissenschaft und der Medizin ist das immer noch besonders stark zu spüren. So gibt es viele wissenschaftliche Veröffentlichungen verschiedener Fachrichtungen über das Phänomen der Wechseljahre der Frau, denen allen gemeinsam ist, dass sie von Männern stammen oder unter der Federführung von Männern entstanden sind. Da ist dann die Rede von hormonellen Veränderungen, die bewirken, dass die Eierstöcke ihre Funktion aufgeben, keine Schwangerschaft mehr eintreten kann, die monatliche Regelblutung unregelmäßig wird und manches mehr, und dann wird noch vermittelt, dass es völlig unabhängig von den Hormonen all die anderen Probleme gibt, wie Schlafstörungen, Blutdruckveränderungen oder Schwindelgefühle, und die sollen dann rein psychischen Ursprungs sein. Männer haben viele dieser Probleme nicht, sie haben andere. Also werden die unübersichtlich vielfältigen und merkwürdigen Beschwerden, die Frauen im Wechsel haben können, entweder nicht ernst genommen oder kurzerhand der Psyche angelastet.

Soziologen, Psychiater und Psychologen (an dieser Stelle stehen absichtlich die männlichen Formen) suchen die Ursachen der Beschwerden oft in den sich verändernden Lebensbereichen, die für dieses Alter der Frau typisch sind. Dafür gibt es dann Begriffe wie „Leeres-Nest-Syndrom", womit gemeint ist, dass die Kinder aus dem Haus sind und unterstellt wird, dass diese Tatsache alle Frauen mehr oder weniger in eine Sinnkrise stürzen muss. Haben sie doch jahrelang ihre Daseinsberechtigung einzig und allein aus der Tatsache der Mutterschaft gezogen. Und diejenigen, die gar keine Kinder haben? Ganz einfach, die bedauern das jetzt und trauern heftig über die verpasste Chance. Und alle Frauen gemeinsam haben natürlich mehr oder weniger große Probleme mit den sichtbaren Zeichen des Älterwerdens in unserer Jugendkult-Gesellschaft, wo ältere oder gar alte Menschen generell und alte Frauen ganz besonders wenig Wertschätzung erfahren.

Argumentiert wird oft mit Frauen anderer Kulturkreise, die diese Beschwerden angeblich nicht haben. So ist die Ernährung zum Beispiel in den lateinamerikanischen oder den asiatischen Ländern ganz anders als hier in Mitteleuropa, mit viel weniger Fleisch, mehr Reis, Fisch, grünem Blattgemüse, fermentiertem Soja oder der Yamswurzel, die Diosgenin enthält, eine pflanzliche Vorstufe unseres Progesterons. Doch auch die Wertschätzung der alternden und erfahrenen Menschen ist eine andere in diesen Kulturen.

Viele Frauen hierzulande sind völlig zufrieden mit ihrem Leben und schauen stolz und selbstbewusst auf das Erreichte, dennoch leiden sie unter Beschwerden in ihrer Zeit des Wechsels. Sicher ist diese Krise in der Lebensmitte auch eine psychische, ich muss mich als Frau und älter werdender Mensch neu definieren und durch die körperlichen, oft genug unangenehmen Veränderungen wird offensichtlich, dass dieses Leben endlich und nicht mehr alles möglich ist.

Und doch erklärt auch dieses nicht oder nur zu einem kleinen Teil die Beschwerden der Wechseljahre. Das Ganze ist sicher auch hier mehr als die Summe seiner Teile, doch das zugrunde liegende Problem ist erst einmal schlicht und einfach ein hormonelles Ungleichgewicht bis hin zum ausgeprägten Hormonmangel, der behoben werden kann.

Kapitel 10

Auch Männer kommen in die Jahre – das Klimakterium virile – die Andropause

„Altsein heißt für mich immer:
Fünfzehn Jahre älter als ich."

BERNARD MANNES BARUCH

Während der Lebensabschnitt der Wechseljahre bei Frauen seit Langem untersucht und bei Beschwerden auch behandelt wird, ist die Erkenntnis, dass auch Männer in den Wechsel kommen, die sogenannte Andropause, noch sehr jung.

Auch die Stoffwechselprozesse in der Prostata hängen weitgehend von Hormonen ab, besonders von Östradiol, Progesteron und Testosteron. Diese werden beim Mann hauptsächlich von den Hoden produziert und durch die Hormone von Hypothalamus und der Hirnanhangdrüse im Gehirn gesteuert, vor allem von LH und FSH – ähnlich wie die Hormonproduktion in den Eierstöcken der Frau.

Wenn Männer altern, fällt auch bei ihnen langsam der Hormonspiegel und es entstehen Symptome wie Depressionen, das Gefühl der Sinnlosigkeit, Leistungsabfall, Blutdruckschwankungen, Vergesslichkeit, Schlafstörungen, Müdigkeit, Gereiztheit, verminderte

Libido, Erektionsstörungen, Gewichtszunahme und die Unfähigkeit, Muskeln aufzubauen. Erektionsfördernde Mittel können bei einigen Symptomen die Illusion vermitteln, alles sei in Ordnung. Doch eine Hormonbalance wiederzuerlangen, ist bei all den genannten Symptomen sicher die gesündere und bessere Alternative.

Die Grundsätze jeglicher Behandlung gelten selbstverständlich auch für Männer

1. Nur behandeln, wenn Beschwerden bestehen
2. Nach einem vorangegangenen (Speichel-)Test der Hormonlage
3. Mit biologischen / bioidentischen Hormonen
4. So lange wie nötig und sinnvoll

Ein Speicheltest ist auch für den Mann der erste Schritt, um festzustellen, ob ein Hormonmangel vorliegt. Behandelt werden kann dann je nach Hormonlage mit bioidentischem Progesteron, DHEA, Östrogen und Testosteron.

Neben Progesteron ist natürlich Testosteron das wichtigste Hormon für den Mann. Testosteron ist wichtig für die gesamte Muskulatur, insbesondere der Herzmuskulatur, die auch über besonders viele Testosteronrezeptoren verfügt. Wie durch Progesteron, kann auch durch Testosteron Osteoporose verhindert, ja sogar rückgängig gemacht werden. Die Lebensfreude und die Libido hängen stark mit einem gesunden Testosteronspiegel zusammen. Meist ist es aber ausreichend und sinnvoller DHEA statt Testosteron zu geben. Denn Testosteron stellt eine Endstufe im Hormonstoffwechsel dar, wohingegen DHEA viele eigene wichtige Funktionen im Körper hat und unter anderem zu Testosteron umgewandelt wird.

Mit zunehmendem Alter beobachten manche Männer bei sich die Entwicklung eines Brustansatzes. Dies ist ein deutlich sichtbares Zeichen für einen sinkenden Testosteron- und Progesteronwert. Das Östradiol dagegen steigt an und die Östrogendominanz ist da. Für Übergewichtige trifft dies in besonderem Maße zu, denn Fettzellen verwandeln Testosteron in Östrogene. Und diese fördern nicht nur einen unnatürlichen Bauch- und Brustansatz, vor allem fördern sie eine Vergrößerung der Prostata. Keinesfalls ist es hier nur das nachlassende Testosteron, welches das Hauptproblem darstellt. Der Stoffwechsel der Prostata hängt weitgehend von Hormonen ab, und zwar von Östradiol, Progesteron und Testosteron. Gutartige Vergrößerungen der Prostata sind bei Männern ab dem fünfzigsten Lebensjahr ein häufiges Problem. Sind die Hormone im Gleichgewicht, werden Prostataprobleme verhindert oder bilden sich zurück. Hilfreich ist auch die Einnahme von Sägepalmextrakt, der Verzicht auf Kuhmilchprodukte und eine Ernährung, die reich an Gemüse und Obst ist und wenig Kohlenhydrate enthält.

Impotenz kann durch ein Hormonungleichgewicht ausgelöst werden, aber auch eine Nebenwirkung von Medikamenten gegen hohen Blutdruck – allen voran den Betablockern – sein.

> **Noch einmal zur Erinnerung**
> Progesteron ist ein geschlechtsneutrales, kein „weibliches" Hormon. Es kommt bei beiden Geschlechtern vor, wenn auch in unterschiedlichen Mengen. Männer produzieren dieses Hormon ihr gesamtes Leben lang in den Nebennieren und in den Hoden. Natürliches und bioidentisches Progesteron wirkt sich nicht verweiblichend auf den männlichen Körper aus.

Die Erkenntnis, dass auch bei Männern die Substitution mit bioidentischem Progesteron und Östrogenen hilfreich sein kann, verdanken wir außer dem amerikanischen Arzt Dr. John R. Lee vor allem dem norddeutschen Gynäkologen Dr. Volker Rimkus. Er behandelte sich selbst und andere Männer bei Wechselbeschwerden mit naturidentischen Hormonen. Die Erfolge gaben und geben ihm recht. Vielen Männern wurde so ihr Lebensmut und ihre Leistungsfähigkeit zurückgegeben.

◼ Ein Praxisbeispiel

Jörg, ein selbstständiger Architekt von 66 Jahren, vielseitig belastet durch beruflichen und privaten Stress, kam wegen Schlafstörungen, depressiven Verstimmungen und Leistungsverlust in meine Praxis. Der Speicheltest zeigte niedrige Spiegel für Testosteron, DHEA, Östradiol und Progesteron. Die Therapie bestand aus der Gabe von Kapseln mit natürlichem Östradiol und Progesteron und nach drei Monaten zusätzlich DHEA. Nach sechs Monaten waren der Schlaf und die Psyche wieder in Ordnung. Jörg fühlte sich wieder leistungsfähig, belastbar und viel gelassener.

Progesteron beim Mann

lindert die Beschwerden der Andropause.

◼ lindert Probleme beim Wasserlassen (Miktionsprobleme).

◼ wirkt psychisch ausgleichend und stabilisierend, als natürliches Antidepressivum.

◼ normalisiert die Blutgerinnung.

◼ reduziert die Risiken für Schlaganfall und Embolien.

◼ verbessert eine Schilddrüsenunterfunktion, da es die Hormonverwertung verbessert.

◼ hilft Fett in Energie umzuwandeln.

◼ wirkt ausschwemmend und reguliert so Ödeme und hohen Blutdruck.

◼ wirkt stärkend auf die Gefäßwände und verbessert Venenbeschwerden.

◼ schützt vor Krebs (auch Prostatakrebs).

◼ schützt vor Herzerkrankungen.

◼ verbessert Konzentration und Gedächtnisleistung.

◼ verbessert den Schlaf.

◼ verbessert die Erektionsfähigkeit.

◼ wirkt knochenaufbauend und bessert so Osteopenie und Osteoporose.

◼ hat keine unerwünschten Nebenwirkungen und keine Kontraindikationen.

Kapitel 11

Testosteron

„Alles, was Spaß macht, hält jung."

CURD JÜRGENS

Androgene heißt die Gruppe der männlichen Hormone, dessen wichtigste Vertreter das DHEA und das Testosteron sind. Testosteron ist beim Mann zuständig für die Ausbildung des männlichen Körpers und seiner Geschlechtsorgane. Bei beiden Geschlechtern ist Testosteron für Muskelkraft, Energie, Durchhaltevermögen, Leistungsfähigkeit, Kondition und Libido zuständig. Testosteron fördert die Fettverbrennung und die Bildung von gefäßschützendem HDL-Cholesterin, verbessert die Gehirnfunktion, verstärkt die Körperbehaarung, fördert das Wachstum, die Bildung von Aminosäuren (Bausteine für Eiweiße) und die Bildung roter Blutkörperchen, verstärkt aggressives Verhalten,

Forschung mit Testosteron

Der Chirurg Dr. Charles Huggins bekam den Nobelpreis für seine Prostatastudien mit Testosteron genau zu dem Zeitpunkt, als er seine Thesen bezüglich einer falschen Krebstherapie zurücknehmen und zugeben musste, **dass Testosteron in seiner natürlichen Form keinen Prostatakrebs verursacht.** Nichtsdestotrotz hält sich dieses Missverständnis nun schon über 40 Jahre hartnäckig. Der Grund für diese irreführenden Ergebnisse waren die in den Prostatauntersuchungen verwendeten Blutserumtests zur Ermittlung der Testosteronwerte. Diese zeigen immer einen falsch hohen Wert an, da sie die Gesamtmenge des Testosterons messen und nicht das freie und tatsächlich aktiv wirkende Hormon, wie es nur durch Speicheltests bestimmt werden kann.

fördert das sexuelle Verlangen, ist wichtig für das Wachstum und die Erektionsfähigkeit des männlichen Gliedes und die Spermienreifung, es bremst Bluthochdruck, stärkt das Immunsystem, bessert die Blutzuckerregulierung und fördert die Lebensfreude.

Testosteron-Mangel

Bei beiden Geschlechtern: verminderte Libido, nachlassende Muskelkraft , Mangel an Selbstbewusstsein, Angstzustände, Depressionen, Energieverlust, schwache körperliche Kondition, Unfähigkeit, Treppen zu steigen durch schnell auftretende Kurzatmigkeit, allgemeine Energielosigkeit
Bei Männern: gestörte Erektionsfähigkeit, Prostataprobleme

Testosteron-Überschuss

verstärkte Aggressionen, aggressives Verhalten, starke Muskelkraft, verstärkter Bartwuchs, während der Pubertät Akne

Kapitel 12
DHEA

„Altern ist nichts für Angsthasen."

KATHERINE HEPBURN

DHEA (De-hydro-epi-androsteron) ist eine körpereigene Substanz, die hauptsächlich in der Nebennierenrinde gebildet wird. Es ist ein wichtiges Vorläuferhormon, denn unser Körper kann daraus sowohl männliche (Androgene) als auch weibliche Hormone (Östrogene) bilden. Progesteron kann jedoch nicht aus DHEA gebildet werden (siehe Abb. Seite 31).

DHEA hat eine regulierende Wirkung auf viele Bereiche unseres Stoffwechsels. So wird der Blutzuckerspiegel, der Blutdruck, das Herz-Kreislauf-System und natürlich der Hormonhaushalt von DHEA beeinflusst. Ebenso verbessert es die Immunabwehr und die Stresstoleranz, kontrolliert das Körpergewicht und steigert Libido und Potenz. Unverzichtbar ist DHEA für unsere Energie, die Stabilität unserer Knochen, unsere Muskelkraft, Kondition, unsere Körperformen, die Fettverbrennung und für unser Gedächtnis. DHEA kann auch in geringen Mengen im Gehirn gebildet werden und dort im „Nachrichtennetz" der Nerven als Bote (Neurotransmitter) fungieren. Es kann zu einem größeren Wohlbefinden führen, gegen Depressionen helfen, den Schlaf verbessern, die Stimmung und nicht zuletzt die Energie und Leistungskraft heben.

Die natürliche Neubildung an DHEA beträgt bei Männern täglich ein bis zwei Milligramm, andere Schätzungen gehen von 25 Milligramm pro Tag aus. Diese entstehen ausschließlich in den Nebennieren. 90 Prozent werden in der Leber abgebaut und über die Niere ausgeschieden. Frauen produzieren etwa 20 Prozent weniger DHEA als Männer. Außerdem findet bei ihnen die Produktion nur zu 70 Prozent in den Nebennieren statt. 30 Prozent kommen bei Frauen aus den Eierstöcken.

Bei Männern kann fehlendes DHEA zu einem sehr niedrigen Testosteronspiegel führen, die Lust auf die Lust sinkt, und dafür steigt das Risiko für Prostatakrebs.

Mit zunehmendem Alter sinkt die DHEA-Produktion bei beiden Geschlechtern kontinuierlich ab. Im Alter von 40 Jahren zum Beispiel hat sich der DHEA-Spiegel meist im Vergleich zu 20-jährigen schon halbiert, um dann bei etwa 60-jährigen nur noch zehn bis 20 Prozent der ehemals produzierten Menge auszumachen. Ist DHEA also ein „Jungbrunnenhormon"? Bedeutet ein massiver Abfall des DHEA nun schnelleres Altern? Tatsächlich ist bekannt, dass Menschen mit hohen DHEA-Werten länger leben.

Auch Dauerstress sorgt langfristig für niedrige DHEA-Werte. Denn DHEA ist nicht nur die Ausgangssubstanz für das dann in großen Mengen ausgeschüttete Cortisol, sondern DHEA ist in unserem Körper auch ein wichtiger Gegenspieler für dieses Stresshormon Nummer eins. Wird aufgrund von Dauerstress ständig zu viel DHEA verbraucht, erschöpft sich auf lange Sicht die Tätigkeit der Nebennieren bis hin zu einem völligen Fehlen von DHEA. Dies führt zu Müdigkeit, schneller Erschöpfung, einem anfälligeren Immunsystem und vielen anderen Beschwerden.

Im deutschsprachigen Raum ist DHEA verschreibungspflichtig, und das ist auch gerechtfertigt, denn es kann – falsch angewendet – durchaus auch negative Wirkungen haben, vor allem bei Frauen, da es eine Vorstufe der männlichen Hormone ist. Wenn DHEA verordnet wird, handelt es sich immer um bioidentisches DHEA, das also in seiner Struktur dem DHEA in unserem Körper genau entspricht, synthetisches DHEA gibt es nicht. Über in den USA frei verkäufliche Präparate wird immer wieder berichtet, dass sie nicht zuverlässig das enthalten, was auf der Produktbeschreibung angegeben wird.

DHEA

Aufgrund vieler Studien nimmt man an, dass DHEA auch bei der Vorsorge und Behandlung folgender Symptome und Krankheiten von großer Bedeutung sein kann:

- Herz-Kreislauf-Erkrankungen
- hoher Cholesterinspiegel
- Autoimmunerkrankungen (Lupus erythematodes, Polyarthritis, Colitis ulcerosa)
- Immunschwäche
- Diabetes
- Fettsucht
- schlaffes Bindegewebe
- Kopfschmerzen
- Gedächtnisstörungen
- chronische Müdigkeit
- Angstzustände
- Morbus Alzheimer
- Multiple Sklerose (verbessertes Wohlbefinden und bessere Problembewältigung)
- Krebs (besonders Prostata- und Brustkrebs)
- Osteoporose
- Beschwerden der Menopause (Hitzewallungen und Schweißausbrüche)
- Libidomangel

Kapitel 13
Stress und Hormone

„Vom Leiden einmal abgesehen, sind
Krankheiten als Wegweiser durchaus gesund.“

OLIVER HASSENCAMP

Stress ist alles, was subjektiv als beeinträchtigend und belastend empfunden wird. Ausgelöst wird Stress einerseits durch äußere Einflüsse wie Lärm, zu viel, zu schwere Arbeit oder Arbeitslosigkeit, Leistungssport, der den Körper überfordert, und andere Umwelteinflüsse. Andererseits lösen auch innere Belastungssituationen Stress aus, wie Mobbing am Arbeitsplatz, Beziehungsprobleme, Verlust des Partners oder eines nahen Angehörigen und Ängste. Es können aber auch vermeintlich positive Erlebnisse Stress bedeuten: Eine Hochzeit, die Geburt eines Kindes und die damit verbundenen Veränderungen im täglichen Leben, ein Umzug und eine allzu große Arbeitsbegeisterung ohne einen entsprechenden Ausgleich („Workaholics“) punkten sehr hoch auf der Stress-Skala. Die Ergebnisse der Forschungen des relativ jungen Wissenschaftszweiges Psychoneuroimmunologie zeigen, dass das Nervensystem, das Hormonsystem und das Immunsystem eng miteinander verbunden sind.

13.1 Welche Rolle spielt Cortisol?

Cortisol ist unser wichtigstes Stresshormon. Als Stresshormone werden biochemische Botenstoffe bezeichnet, die Anpassungsreaktionen des Körpers bei besonderen Belastungen bewirken. Die eigentliche Funktion der Stresshormone ist das Freisetzen der Energiereserven des Körpers als Vorbereitung auf eine bevorstehende Flucht oder einen Kampf – beides sind unmittelbare Reaktionen auf eine Stress-Situation.

Cortisol ist für unser Überleben in Stress-Situationen unersetzlich, denn ohne dieses Hormon könnten wir nicht die kleinste Gefahrensituation bewältigen. Durch Cortisol (und andere Stresshormone) erhöhen sich der Blutzucker, die Blutfette, der Blutdruck, das Herz schlägt schneller, die Muskulatur wird besser durchblutet, die Atmung wird schneller – alles, damit wir besser flüchten oder mit der Bedrohung kämpfen können, wie es früher einmal sinnvoll war. Gleichzeitig werden andere Körperprozesse, die in dieser Situation gerade weniger wichtig sind, heruntergefahren: die Verdauung, die sexuelle Lust, das Immunsystem oder das logische Denken.

Auch Adrenalin ist ein sehr bekanntes Stresshormon. Es gehört zusammen mit Noradrenalin und Dopamin zu den Katecholaminen, einer anderen Hormonklasse als die Steroidhormone. Adrenalin führt im Körper zu ähnlichen Reaktionen wie Cortisol, um „Kampf oder Flucht" zu ermöglichen. Allerdings liegt es nach einem Stressfaktor in Sekundenschnelle vor und wird vom Körper danach auch sehr schnell wieder abgebaut. Anders das Cortisol, das erst nach einigen Minuten ausgeschüttet wird und länger im Blut nachweisbar bleibt. Da Cortisol die Adrenalinbildung fördert, liegen bei Stress immer beide Hormone vor.

Heute können wir leider unseren modernen Stress-Situationen meist nicht davonlaufen, und Kämpfen ist auch keine angemessene Reaktion. So bleiben wir mit unserem hohen Energieangebot, unserem stark pochenden Herzen und unseren heruntergeregelten

Körperfunktionen zurück – und werden darüber nicht selten krank. Unerwünschte Nebenwirkungen eines zu lange erhöhten Cortisolspiegels sind uns bestens bekannt: Verdauungsstörungen, Bluthochdruck, starke Gewichtszunahme und Immunschwäche, Diabetes, Osteoporose.

Doch damit nicht genug, durch Dauerstress wird ständig zu viel Cortisol gebildet. Folge davon ist eine Erschöpfung der Nebennierenrinde, und so kommt es zu einem Absinken der Vorläuferhormone Progesteron und DHEA. DHEA als wichtiger Cortisol-Gegenspieler ist für unsere Stresstoleranz nötig. Damit verschwinden alle positiven Wirkungen dieser beiden Hormone, und die dadurch gebildeten Androgene und Östrogene fallen ebenfalls weg. Kein Wunder, dass uns bei Stress auch die Lust auf die Lust und manches andere mehr vergeht.

Dauerhaft erhöhte Cortisol-Werte können neben Dauerstress auch durch Alkoholismus, Depressionen, Fettleibigkeit und durch schwere oder chronische Entzündungen ausgelöst werden. Selbstverständlich muss die Therapie bei den Auslösern ansetzen. Zu niedrige Cortisol-Werte weisen dagegen auf eine Funktionsuntüchtigkeit der Nebennierenrinde hin. Natürliches Cortisol (auch Hydrocortison genannt) kann hier in vielen Fällen vorübergehend notwendig und sehr hilfreich sein. Eine sanfte Therapiemöglichkeit bei Unterfunktion der Nebennierenrinde ist durch Mittel aus der Phytotherapie und der Homöopathie möglich.

Niedrige Cortisolwerte während einer Schwangerschaft sind allerdings ganz normal und müssen nicht therapiert werden.

Kapitel 14
Warum weiß mein Arzt
so wenig über dieses Thema?

„Die Ärzte glauben, ihrem Patienten sehr viel
genützt zu haben, wenn sie seiner Krankheit
einen Namen geben."

IMMANUEL KANT

Ärztinnen und Ärzte erfahren während ihrer Ausbildung durchaus, was im Körper an Stoffen vorliegt und wie die Regulationskreise richtig funktionieren. Wenn es jedoch um therapeutische Maßnahmen geht, dann wird fast ausschließlich von pharmakologischen, körperfremden, eben synthetischen Stoffen gesprochen. Auch in anschließenden Weiterbildungen für Mediziner/innen ist der Bereich der Naturheilkunde immer noch ein Randgebiet und eine ganzheitliche Betrachtung des Menschen die Ausnahme. Ärzte und Ärztinnen lernen in der Regel immer nur das, was gerade herrschende Meinung der etablierten, sogenannten Schulmedizin ist. Wenn sie sich nicht selbst um andere Meinungen und Erkenntnisse bemühen, ändert sich daran auch nichts, sie folgen dem aktuellen „Mainstream", der überwiegend von den Interessen der Pharmaindustrie beeinflusst wird. Denn die Gelder für Forschung und Lehre kommen zu einem großen Teil aus diesem Industriezweig und daraus ergibt sich meist, dass nur das unterstützt und publiziert wird, was deren Geschäftsinteressen nützt. So kommt es, dass Ärzte und Ärztinnen sich im guten Glauben auf diese zurechtgestutzten und manipulierten „wissenschaftlichen" Erkenntnisse stützen und entsprechend therapieren, in der vollen Überzeugung, dass sie für ihre Patient/innen das Beste tun.

Wenn Ihre Ärztin oder Ihr Arzt von einer Behandlung mit natürlichen Hormonen nichts wissen oder nichts wissen wollen, dann geben Sie nicht gleich auf. Erzählen Sie ihr/ihm vielleicht ein wenig davon, was Sie über die segensreichen Wirkungen und Erfolge der natürlichen Hormone und insbesondere des Progesterons gelesen haben. Verweisen Sie zum Beispiel auf dieses Buch und geben Sie ihr/ihm Zeit, sich weiter zu informieren. Sollte sie/er völlig ablehnend und desinteressiert reagieren, dann suchen Sie sich einfach eine/n andere/n Ärztin/Arzt. Eine kleine Hilfe können vielleicht Homepages von Ärzt/innen sein, die dort vorstellen, welche Therapieformen sie nutzen. Auch entsprechende Listen von Praxen, in denen mit natürlichen Hormonen therapiert wird, können Sie im Internet finden. So haben wir Autorinnen auf unseren Homepages zum Beispiel Listen eingestellt, die Ihnen helfen können, die gewünschte Behandlung vielleicht auch in Ihrer Nähe zu finden.

Kapitel 15
Testen Sie Ihre Hormonbalance

„Jetzt bin ich in einem Alter,
in dem gute Laune lebensnotwendig ist."

NADJA TILLER

S ie können Ihr hormonelles Gleichgewicht selbst testen, indem Sie in der folgenden Checkliste (s. S. 100) Ihre derzeitigen Beschwerden ankreuzen. Das Ergebnis kann ein erster Anhaltspunkt sein, ob es sinnvoll für Sie ist, mit Ihrer Ärztin oder Ihrem Arzt über das Thema zu reden und einen Speicheltest durchzuführen.

Je mehr der aufgeführten Beschwerden Sie ankreuzen mussten, desto wahrscheinlicher ist ein Hormonmangel oder ein hormonelles Ungleichgewicht bei Ihnen. Dann sollten Sie Ihre Werte anhand eines Speicheltests prüfen lassen.

15.2 Der Speicheltest

Für die Bestimmung der Geschlechtshormone ist dieser Test die beste Methode. Er hat eine höhere Aussagekraft als die bisher üblichen Blutuntersuchungen. Hormone werden im Körper in Drüsen gebildet und über den Blutstrom an ihren jeweiligen Bestimmungsort gebracht. Dazu brauchen die Steroidhormone, da sie aus dem Fettmolekül Cholesterin stammen, also fett sind, ein

15.1 Checkliste

Allgemeine Symptome:

☐ Verschlechterung des allgemeinen Wohlbefindens

☐ Wassereinlagerungen/Ödeme

☐ Gelenk- und Muskelschmerzen/Rückenbeschwerden

☐ Starkes Schwitzen (unabhängig von Belastungen)

☐ Schlafstörungen
(Ein- und Durchschlafen/häufiges Erwachen)

☐ Erhöhtes Schlafbedürfnis (häufige/frühe Müdigkeit)

☐ Reizbarkeit (Aggressivität, missgestimmt,
schnell aufgebracht)

☐ Nervosität (innere Anspannung/innere Unruhe)

☐ Ängstlichkeit/Panikanfälle/Schwindelzustände

☐ Depressive Stimmungen (Mutlosigkeit, Traurigkeit,
Antriebslosigkeit)

☐ Stimmungsschwankungen, Gefühl der Sinnlosigkeit,
Weinerlichkeit

☐ Körperliche Erschöpfung/Nachlassen der Tatkraft
(allgemeine Leistungsminderung, Abnahme der Aktivität,
fehlende Lust zu Unternehmungen, Gefühl weniger zu
schaffen oder zu erreichen als früher)

☐ Abnahme der Muskelkraft

☐ Herzbeschwerden (Herzrasen, -druck, -stolpern, -stechen)

☐ Gefühl, der Höhepunkt des Lebens ist überschritten

☐ Abnahme der Libido
(weniger Spaß am Sex, kaum Lust darauf)

Für Frauen:	Für Männer:
☐ Blutungsstörungen	☐ Verminderter Bartwuchs
☐ Myome und Zysten	☐ Nachlassen der Potenz
☐ Blasenschwäche	☐ Blasenschwäche

„Transportvehikel" (meist ein Eiweißmolekül, z. B. SHBG = sexual-hormon-binding-globulin) um durch das wässrige Blut schwimmen zu können. Wenn Blut zur Hormonbestimmung herangezogen wird, haben wir demnach als Ergebnis die Summe aller Hormone: Es werden sowohl die freien, die wirksam sind, nachgewiesen, wie auch die an das „Transportvehikel" gebundenen Hormone, die aufgrund dieser Bindung unwirksam sind. Wichtig für die Therapie sind allerdings nur die freien ungebundenen Hormone, wie sie im Speichel vorliegen.

Eine Aussage über den Bedarf des Körpers an Hormonen ist durch Bluttests also nicht ohne Weiteres möglich. Man macht deshalb im Blut die zusätzliche Bestimmung, wie viele „Transportvehikel" vorhanden sind und errechnet damit, wie viele Hormone in freier Form vorliegen müssten. Diese sind dann die momentan im Körper wirksamen Hormone. Höchst kompliziert! Und darüber hinaus ungenau, da es verschiedene „Transportvehikel" gibt, die nie alle bestimmt werden. Dies führt dazu, dass im Blut nur größere bis große hormonelle Veränderungen sicher diagnostiziert werden können und es könnte auch mit ein Grund sein, weshalb mit zu hohen Gaben von Östrogenen behandelt wird.

Im Speichel hingegen tauchen nur die ungebundenen und wirksamen Hormone auf. Der Speicheltest ist also bei Hormonbestimmungen von Steroidhormonen (Cortisol und die Geschlechtshormone Östrogen, Progesteron, Testosteron und DHEA) aussagekräftiger, unkomplizierter und genauer. Es können auch geringste Veränderungen damit gemessen werden.

Der Test ist zu dem jeweils idealen Zeitpunkt am Morgen zuhause durchzuführen. Dieser ideale Zeitpunkt liegt bei Frauen, die noch ihren Zyklus haben, am 22. Zyklustag(+/- zwei Tage), auf jeden Fall sollte der Test in der zweiten Zyklushälfte gemacht werden. Wenn Frauen keinen Zyklus mehr haben, spielt es für sie, wie auch für Männer keine Rolle, an welchem Tag der Test durchgeführt wird.

Ungefähr eine Woche nach Eingang der Probe im Labor kommen die Ergebnisse mit einer ausführlichen Interpretation zurück. Pro bestimmten Hormonwert muss mit Kosten von etwa 25 Euro gerechnet werden. Diese können direkt mit dem Labor abgerechnet werden. Bei einer ärztlichen Anordnung werden die Kosten überwiegend von den privaten Kassen übernommen.

Wenn sich eine Behandlung mit bioidentischen Hormonen an diese Untersuchungen anschließt, ist eine erste Nachkontrolle je nach Beschwerden etwa zwei bis sechs Monate nach Behandlungsbeginn sinnvoll. Im weiteren Verlauf sollten dann etwa einmal jährlich und bei Beschwerden natürlich jederzeit Kontrollbestimmungen durchgeführt werden. Dafür muss mindestens zwei bis drei Tage lang auf jegliche Gaben natürlicher Hormone (Einnahme oder Cremes) verzichtet werden, bevor der Kontroll-Speicheltest erfolgt.

▨ Praxisbeispiele

Brigitte, eine selbstständige Geschäftsfrau von Ende vierzig mit viel beruflichem und auch privatem Stress, kam wegen ihrer Schlaflosigkeit und der nachlassenden Belastbarkeit zu mir. Beim ersten Gespräch wurde klar, dass auch noch eine Reihe von anderen Beschwerden vorhanden waren, denen sie bisher nur keine Bedeutung beigemessen hatte: Kopfschmerzen, Gelenkschmerzen und eine gesteigerte Reizbarkeit. Im Speicheltest zeigte sich bei ihr neben einer Östrogendominanz ein DHEA- und ein Testosteronmangel sowie eine Erschöpfung der Nebenniere, also ein Cortisolmangel. Nach etwa einem halben Jahr Behandlung mit naturidentischen Hormonen ging es ihr nicht nur deutlich besser, sie fühlte auch wieder neue Lebenslust. Ihr Schlaf war längst wieder erholsam und die anderen Beschwerden waren ebenfalls verschwunden.

Cosima, eine selbstständige Geschäftsfrau ohne Kinder im Alter von 50 Jahren, bekam von ihrem Gynäkologen – ohne Hormonbestimmung – bei Beginn ihrer Wechseljahresbeschwerden (Hitzewallungen, Schlaflosigkeit, Schwindelgefühle) ein Östrogen-Gel und natürliches Progesteron zum Einnehmen. Ihr Internist gab ihr ein Jahr später gegen weitere Beschwerden (Gewichtszunahme, Energielosigkeit, Fettstoffwechselstörung) ohne irgendwelche Tests 50 mg DHEA zur täglichen Einnahme. Gegen ihre (vermeintliche) Schilddrüsenunterfunktion bekam sie Schilddrüsenhormone, und da ihr Cholesterinspiegel zu hoch war, wollte ihr Internist ihr einen „Fettsenker" geben. Außerdem waren die Leberwerte erhöht, was für den Internisten völlig unverständlich war.

Als sie in meine Praxis kam, war sie übergewichtig und klagte, dass sie ihr Gewicht nicht reduzieren könne, obwohl sie sich viel bewegte und bewusst ernährte. Ansonsten fühle sie sich wohl. Ich bat sie, zuerst alle Hormone abzusetzen, um nach einigen Tagen ohne Hormonanwendung einen Speicheltest durchführen zu können. Er zeigte, dass sie mit DHEA und Östradiol völlig überdosiert war. Progesteron dagegen war viel zu niedrig. Ich empfahl ihr daraufhin, bioidentisches Progesteron zukünftig als Creme zu benutzen statt einzunehmen, um die Leber zu entlasten. Weiterhin sollte sie das Östrogen-Gel reduzieren, DHEA absetzen und die Dosis ihrer Schilddrüsenhormone verringern.

Nach etwa einem halben Jahr war sie um einige Kilos leichter, sie fühlte sich nicht mehr „aufgeblasen", die Leberwerte waren normal und ihr Schlaf und ihr psychisches Befinden deutlich besser. Die Beschwerden hatte sie vorher als „alterstypisch normal" eingestuft. Ein Kontroll-Speicheltest zeigte, dass ihr nun eine geringe Dosis DHEA guttun würde, die sie auch bekam.

Fazit: Die Unsitte, Hormontherapien ohne Tests und Kontrolle im Streuverfahren zu verordnen, ist bei Ärzten und Ärztinnen diverser Fachrichtungen leider weit verbreitet. Auch der Fall von Cosima zeigt, wie Patientinnen mit wenig Beschwerden regelrecht „kranktherapiert" werden.

Kapitel 16
Hormonbedingte Beschwerden und Krankheiten

„Der Mensch ist ein Teil der Natur und nicht
etwas, das zu ihr im Widerspruch steht. Die Frage
heute ist, wie man die Menschheit überreden
kann, in ihr eigenes Überleben einzuwilligen.“

BERTRAND RUSSEL

Viele Krankheiten, deren Ursache in einem Hormonungleichgewicht liegt, werden von der Schulmedizin häufig
nicht richtig diagnostiziert und therapiert. Auch Krankheiten, die
oberflächlich betrachtet vielleicht nichts mit Hormonen zu tun
haben, können durch eine individuell angepasste Behandlung mit
bioidentischen Hormonen, also den Hormonen, die genau unseren körpereigenen Hormonen entsprechen, ohne Nebenwirkungen gänzlich verschwinden. Beispiele dafür sind Depressionen,
Schwindelzustände, Schlafstörungen, Übergewicht, Migräne,
Herzrhythmusstörungen, Fibromyalgie oder andere Schmerzzustände

Eine Übersicht der wichtigsten Beschwerden, die durch ein
Hormonungleichgewicht ausgelöst werden können, finden Sie
am Ende dieses Buches. Auf einige der Beschwerden und Krankheiten gehen wir im Folgenden näher ein.

16.1 Schilddrüsenprobleme

In Phasen der hormonellen Veränderungen, wie sie die Pubertät, die Wechseljahre, eine Schwangerschaft oder eine längere Stressphase darstellen, kommt es gehäuft zu Schilddrüsenproblemen, meist einer Unterfunktion, gelegentlich zu einer Überfunktion und gar zu oft zu einer Entzündung, die nach ihrem Entdecker Hashimoto-Thyreoiditis heißt. (Thyreoidea heißt die Schilddrüse in der medizinischen Fachsprache und die Endung -itis bezeichnet eine Entzündung.)

16.1.1 Hypothyreose/Schilddrüsenunterfunktion

Die häufigste Störung der Schilddrüse ist die Unterfunktion. Die Beschwerden können bei einer leichten Form sehr mild sein und mit anderen Hormonproblemen verwechselt werden. Auffallend sind trockene Haut, eine raue Stimme, Müdigkeit und Antriebsschwäche, schnelles Frieren, Verstopfung und Gewichtszunahme bei unveränderter oder gar verringerter Nahrungszufuhr. Bei jüngeren Frauen führt eine Unterfunktion nicht selten zu Zyklusstörungen und ungewollter Kinderlosigkeit.

Östrogene können die Schilddrüse und auch das Immunsystem bremsen. So verwundert es nicht, dass es in Übergangsphasen, wenn Progesteron fehlt, zu deren Unterfunktion kommen kann. Nachgewiesen wird die Schilddrüsenfunktion über Laboruntersuchungen des Blutes. Die Schilddrüsenhormone T3 und T4 können noch im Normalbereich sein, wenn TSH als Steuerhormon erhöht ist, ist eine Schilddrüsenunterfunktion vorhanden.

Behandelt werden sollte eine Hypothyreose zuerst sinnvollerweise mit Progesteron, wenn dieses fehlt, da Progesteron die Schilddrüse in ihrer Funktion unterstützt. Üblicherweise wird Schilddrüsenhormon gegeben, was den zugrunde liegenden Progesteronmangel nicht ändert.

16.1.2 Hyperthyreose/Schilddrüsenüberfunktion

Seltener kommt es zu einer Überfunktion der Schilddrüse. Dies kann durch sehr starken Stress entstehen und durch den Beginn einer Entzündung. Nervosität, Schlaflosigkeit und Neigung zum Schwitzen sind die häufigsten und manchmal auch die einzigen Symptome. Andere Beschwerden wie Durchfall, innere Unruhe, häufigeres Herzklopfen und ein leichtes Zittern der Hände, was nur bei ausgestreckten Armen sichtbar sein kann, werden entweder gar nicht bemerkt oder sie werden anderen Ursachen zugeschrieben. Ebenso kann es zu einer Gewichtsabnahme kommen, die meist, zumindest anfangs, begrüßt wird.

Sinnvoll ist bei Schilddrüsenüberfunktion eine Laboruntersuchung auf die Hormone T3 und T4, TSH und die Bestimmung von speziellen Antikörpern, um eine Entzündung nachzuweisen. Es gibt verschiedene Mittel aus der Naturheilkunde, die eine Überfunktion wieder normalisieren, die zusammen mit Selen und Progesteron gegen die Entzündung gegeben werden sollten.

16.1.3 Morbus Hashimoto/Entzündung der Schilddrüse

Was war zuerst da, die Henne oder das Ei? Bei Entzündungen der Schilddrüse gibt es auch immer ein Ungleichgewicht der weiblichen und männlichen Hormone. Da die Regelkreise von Eierstöcken beziehungsweise Hoden, Nebennieren und Schilddrüse zusammenhängen, ist es müßig, danach zu fragen, was zuerst im Ungleichgewicht war oder die Ursache der Entzündung der Schilddrüse ist.

Die Schulmedizin nennt die Hashimoto-Entzündung eine Autoimmunkrankheit, was heißen soll: „Wir wissen nicht, wo es herkommt". Mit fortschreitenden Erkenntnissen der Hormonregulation im Körper wird immer offensichtlicher, dass auch die sogenannten Autoimmunerkrankungen durch ein Hormonungleichgewicht ausgelöst werden. Die Therapie besteht also auch hier in der Gabe von Progesteron, um die Ursache zu beheben, Selen gegen die Entzündung und eventuell auch Schilddrüsenhormonen.

16.2 Prämenstruelles Syndrom – Schmerzen vor der Regel

Der Begriff Prämenstruelles Syndrom (PMS) umschreibt eine ganze Reihe von Symptomen, die bei Frauen ungefähr eine Woche vor der Regel beginnen und sich mit dem Einsetzen oder spätestens dem Ende der Blutung bessern. Die häufigsten, monatlich wiederkehrenden Symptome können sein: Reizbarkeit und depressive Verstimmungen, das Gefühl, aufgeschwemmt zu sein, Spannen und Schmerzen der Brüste, Rückenschmerzen, ständige Müdigkeit, allgemein höhere psychische und auch physische Empfindlichkeit und möglicherweise auch Kopfschmerzen oder gar Migräne.

In der ersten Hälfte des weiblichen Zyklus produziert der Körper überwiegend Östrogene. Mit dem Eisprung steigt der Progesteronspiegel stark an und übernimmt für die nächsten zwei Wochen die Führung (siehe Kapitel 3.4.1). Die beschriebenen Symptome des prämenstruellen Syndroms stimmen gut mit den Nebenwirkungen von unbalanciertem Östrogen überein. Als Ursache für PMS kommt also eine Östrogendominanz beziehungsweise ein Progesteronmangel infrage.

Eine genaue Bestimmung des Progesterons in der zweiten Zyklushälfte kann am besten am 22. Tag (+/- zwei Tage) nach Beginn der letzten Menses mit einem einfachen Speicheltest durchgeführt werden. Eine ausführliche ärztliche Beratung ist in jedem Fall sinnvoll, da auch Schilddrüsenprobleme, die Ernährung oder Stress für PMS (mit)verantwortlich sein können.

Neben einer Therapie mit bioidentischem Progesteron kann die Einnahme von Mönchspfeffer *Agnus castus* über mindestens sechs bis zwölf Monate hilfreich sein. Auch eine homöopathische Behandlung kann wirksam sein, eine orthomolekulare Behandlung mit den Vitalstoffen Magnesium, Zink, verschiedenen B-Vitaminen, Vitamin C, Vitamin E und Biotin, Nachtkerzenöl oder Borretschölkapseln kann ebenfalls helfen.

▧ Praxisbeispiele

Mona, 23 Jahre alt, hat ein Kind und leidet seit ihrer ersten Regelblutung an PMS. Außerdem war sie eine Zeit lang magersüchtig und ein halbes Jahr nach der Geburt ihres Sohnes kam es zu einem völligen Verschwinden ihrer Periode (Amenorrhoe). Es folgten Monate mit Bulimie und Heißhungerattacken. Ihr Mann, sie selbst und die ganze Familie litten darunter. Nach vielen frustrierenden schulmedizinischen Behandlungen musste sie von ihrer Mutter überredet, ja fast bedrängt werden, es doch noch einmal mit einer ganzheitlichen Behandlung zu versuchen und zu mir zu kommen.

Nach einem Speicheltest und einer ausführlichen Beratung über Zusammenhänge und Ursachen ihres Zustandes begannen wir eine Behandlung mit natürlichem Progesteron, Mineralien, Vitaminen und DHEA. Nur drei Wochen später bekam sie (nach zwei Jahren!) ihre Regelblutung wieder, schmerzlos, unkompliziert und ohne Gemütsverstimmungen oder Heißhungerattacken. Sie bemerkte auch, dass ihre Haare und Nägel deutlich gesünder und kräftiger waren. Ihr Mann sagte ihr, dass er das Gefühl hätte, eine völlig neue Frau zu haben, entspannt, gut gelaunt und voller Energie.

Leider geht es nicht immer so schnell. Doch je höher der Bedarf des Körpers an natürlichen Hormonen, desto schneller erfolgt zumindest eine Besserung der Beschwerden.

16.3 Kopfschmerzen – Migräne

An Kopfschmerzen und Migräne leiden heutzutage Frauen und Männer gleich häufig. Betrachtet man allerdings die Migräne gesondert, dann fällt auf, dass hier die Frauen fast doppelt so oft betroffen sind. Eine mögliche Ursache für diese Beschwerden liegt (bei beiden Geschlechtern) in einem Hormonungleichgewicht, einer Östrogendominanz und damit dem Fehlen von Progesteron. Ein wichtiger Hinweis auf diese Ursache kann bei Frauen das Auftreten der Schmerzen im zeitlichen Zusammenhang mit der Regelblutung sein. Andere häufige Ursachen sind körperliche Überbelastung und Stress, Vergiftungen (häufig Alkohol), Wirbelsäulenprobleme, zu geringe Trinkmengen oder Nierenprobleme, Elektrosmog, Medikamente – besonders solche mit hormonähnlicher Wirkung –, Wettereinflüsse und vieles mehr. Kann die Ursache gefunden und beseitigt werden, ist das die beste Therapie. Ob die Ursache ein Hormonungleichgewicht ist, kann sicher über einen Speicheltest festgestellt werden, und die anschließende Behandlung mit bioidentischen Hormonen, so sie fehlen, und Vitalstoffen (Mineralien, Vitaminen und Spurenelementen) kann Linderung bringen.

16.4 Zysten an den Eierstöcken oder im Brustgewebe

Zysten sind mit Flüssigkeit gefüllte „Blasen". Wenn sie am Eierstock auftreten, verändern sie sich oft im Verlauf des Zyklus. Sie können scheinbar „ohne Grund" nach einigen Zyklen wieder verschwinden, bleiben oder sich immer weiter vergrößern. Durch ihre Größe können sie Beschwerden hervorrufen, wie Unterleibsschmerzen, Druckempfinden oder Schmerzen zur Zeit des Eisprungs (Mittelschmerz).

Zysten können sich auch im Brustgewebe bilden und scheinen hier als kleine „Hohlräume" auf, die meist mit einem verdichteten Drüsengewebe einhergehen und in der Schulmedizin als Risikofaktor für Brustkrebs gelten.

Die Entstehung von Zysten kann mit der Gabe von künstlichen, körperfremden „Hormonen" und auch mit einer Schilddrüsenfehlfunktion in Zusammenhang stehen.

Zysten sind generell eine Folge von Östrogendominanz und können deshalb auch gut mit Progesteron behandelt werden.

▣ Praxisbeispiel

Monika, Ende vierzig, verheiratet und Mutter von fünf fast erwachsenen Kindern, kam in meine Praxis, da sie wiederholt wegen Zysten an den Eierstöcken operiert worden war und sich schon wieder eine größere Zyste gebildet hatte. Sie wollte keine weitere OP. Wir versuchten mit homöopathischen Mitteln, Zystentee und bioidentischem Progesteron gegen ihre durch den Speicheltest gesicherte Östrogendominanz anzugehen. Bei der gynäkologischen Kontrolle acht Wochen später war die Zyste deutlich kleiner geworden, sie war von etwa zehn Zentimeter Durchmesser auf weniger als die Hälfte geschrumpft. Nach einigen weiteren Monaten der Behandlung war die Zyste ganz verschwunden und es traten auch keine neuen mehr auf.

16.5 Myome der Gebärmutter

Myome sind gutartige Geschwulstbildungen der Gebärmutter-muskulatur. Viele Frauen haben Myome. Manche bemerken sie nicht, andere hingegen leiden unter Druckgefühlen im Unterleib, verstärkten und unregelmäßigen Blutungen bis hin zu Dauer-blutungen, die wiederum zum Beispiel Eisenmangel und massive Müdigkeit hervorrufen können.

Wenn Myome Beschwerden verursachen, sind sie ein häufiger Grund für die operative Entfernung der Gebärmutter. Nach Rückmeldungen von betroffenen Frauen raten immer noch viel zu viele Ärzte und auch Ärztinnen relativ schnell zu einem sol-chen Schritt, besonders dann, wenn das Thema Kinderwunsch abgeschlossen ist. Nicht selten wird die Gebärmutter dann als überflüssiges, nur noch potenziell krankheitserzeugendes Organ angesehen. Womöglich wird die Gebärmutter sogar als gefährlich eingestuft, denn schließlich könnte sich dort irgendwann ein Tumor entwickeln.

Ähnlich sind die Einstellungen zu den Eierstöcken bei Frauen nach der Menopause. Auch von den Ovarien wird angenommen, dass sie ihre Funktion „erfüllt" hätten, wenn die Frau nicht mehr gebärfähig ist. Beide Einstellungen sind wissenschaftlich falsch, frauenverachtend und zeugen von einer ungeheuren Arroganz und mechanistischen Betrachtungsweise. Grundsätzlich sind die Gebärmutter und die Eierstöcke im gesamten Leben einer Frau wichtige Organe. Neuere Erkenntnisse weisen sogar darauf hin, dass nicht nur die Eierstöcke im Alter weiterhin Hormone pro-duzieren, sondern auch die Gebärmutter ein hormonbildendes Organ ist.

Die Ursache für Myome ist auch ein hormonelles Ungleich-gewicht, speziell ein Progesteronmangel. Durch eine Ausbalancierung mit bioidentischen Hormonen nach einer gezielten Speicheldiagnostik, durch eine homöopathische Behandlung und mithilfe einer veränderten Ernährung (mehr Gemüse und Früchte, weniger Kohlenhydrate) können sich Myome zurückbilden.

16.6 Endometriose

Endometriose ist die medizinische Bezeichnung für versprengte Gebärmutterschleimhautzellen außerhalb der Gebärmutter. Diese Schleimhautzellen nehmen an dem monatlichen Zyklus der betroffenen Frau ganz normal teil, als wären sie in der Gebärmutter. Das heißt, sie bauen sich im Verlauf des Zyklus auf, um bei Einsetzen der Menstruation mit abzubluten. Je nachdem, wo diese Schleimhaut sitzt, kann es zu enormen Beschwerden und starken Schmerzen kommen. Normalerweise liegen derartige Absiedelungen im Bauchraum, sie können jedoch auch andere Organe betreffen.

Kastration!
Die operative Entfernung der Eierstöcke einer Frau ist ein viel zu häufig empfohlener und durchgeführter Eingriff. Diese Operation ist eine Kastration, die bei Männern der totalen Entfernung der Hoden gleichkommt. Männern wird in unserer männerdominierten Medizin dieser Schritt nicht ein Bruchteil so häufig empfohlen wie Frauen. Und sie würden einem solchen Schritt auch nicht so häufig zustimmen, wie Frauen es leider immer noch tun, vor allem dann, wenn der Kinderwunsch erfüllt ist.

Bioidentisches Progesteron kann helfen, die Blutungen und Schmerzen zu reduzieren.

16.7 Blutungsstörungen und heftige, lang anhaltende Periodenblutungen

Durch das fehlende Progesteron und die daraus resultierende Östrogendominanz kommt es bei vielen Frauen und insbesondere in den Wechseljahren und den Jahren vorher sehr häufig zu verlängerten und heftigen Periodenblutungen. Wenn sich dieses Phänomen verschlimmert und es gar zu einer Dauerblutung kommt, wird meist zur Gebärmutterentfernung geraten, der sogenannten Hysterektomie.

In den allermeisten Fällen können diese Blutungen jedoch durch die Gabe von hoch dosiertem Progesteron gestoppt werden, und bei anschließender weiterer Progesterontherapie normalisieren sich der Zyklus und die Stärke der Periodenblutung meist wieder.

▨ Praxisbeispiel

Astrid, eine selbstständige Geschäftsfrau von Ende vierzig und Mutter zweier fast erwachsener Kinder, kam wegen heftiger und unregelmäßiger Blutungen in meine Praxis. Die letzte Periode hatte sich zu einer Dauerblutung entwickelt und der behandelnde Arzt wollte ihr künstliche Hormone geben. Außerdem riet er dringend zu einer operativen Entfernung der Gebärmutter und der Eierstöcke, da Astrid früher schon öfter Eierstockzysten gehabt hatte.

Durch die Behandlung mit hoch dosiertem Progesteron hörte die Blutung nach nur zwei Tagen völlig auf. Bis heute, drei Jahre später, geht es Astrid unter dieser biologischen Hormontherapie mit Gebärmutter und Eierstöcken sehr gut.

16.8 Blasenprobleme

16.8.1 Blasenschwäche

Bereits im Alter von Mitte bis Ende dreißig können Blasenfunktionsstörungen auftreten, wie Spontanurinabgang beim Niesen, Lachen oder Husten, Hüpfen oder Springen oder wenn die

Blase einfach nur voll ist. Die Ursache liegt in einer nachlassenden Funktion des Blasenschließmuskels, der, um stark zu bleiben, ebenfalls Progesteron und Östrogen braucht.

Es ist erstaunlich, wie selten Frauen über dieses lästige Problem sprechen, auch zu mir als Ärztin. Sie sehen keinen Zusammenhang mit ihrer nachlassenden Hormonproduktion und haben sich meist damit arrangiert, dass eben mit dem Älterwerden verschiedene Beschwerden verbunden sind. Nach einigen Monaten der Therapie mit Progesteron und Östriol ist dieses Problem meist wieder völlig behoben, der Blasenmuskel wieder stark.

In der Schulmedizin wird den Frauen geraten, sie sollten die Beckenbodenmuskulatur durch bestimmte Übungen stärken. Dies mag hilfreich sein, zeigt jedoch auch die mechanistische Betrachtungsweise, die bei einem Hormonmangel natürlich nicht sehr erfolgreich sein kann.

16.8.2 Reizblase und gehäufte Blaseninfekte

Die häufigen Blaseninfektionen, wie sie unter Einnahme der „Pille" vorkommen, sind letztendlich ebenfalls Anzeichen eines Progesteronmangels. Auch noch andere, durch die „Pille" verursachte Faktoren spielen mit, wie zum Beispiel die Veränderung des Scheidenmilieus durch eine pH-Verschiebung, die Infekte begünstigt.

16.9 Atembeschwerden, Asthma und Schnarchen

Der Revolutionär Che Guevara entdeckte schon früh einen Zusammenhang zwischen Lunge und Hormonen. Vor seiner revolutionären Zeit studierte er Medizin und schrieb seine Doktorarbeit über Progesteron und Lungenfunktion. Che Guevara litt an Asthma, sein besonderes Interesse galt daher verständlicherweise den Atmungsorganen.

Progesteron stärkt die Kehlkopfmuskulatur und verringert die Erschlaffung des Gaumensegels. So kann es besonders für Sänger hilfreich sein. Diese Erschlaffung des Gaumensegels ist auch meist für das weitverbreitete Schnarchen verantwortlich, da sich die Muskeln nachts noch zusätzlich entspannen. Alkohol verstärkt diesen Mechanismus noch.

16.10 Osteopenie – Osteoporose

Osteopenie ist eine Vorstufe einer möglichen Osteoporose. Sie ist weder krankhaft, noch muss sie behandelt werden. Sie zeigt lediglich eine leicht verminderte Knochendichte. Unter bestimmten Voraussetzungen (Gene, Hormone, Lebensstil) kann daraus eine Osteoporose entstehen.

Osteoporose, der Knochenmasseverlust, ist eine Erkrankung des Skeletts, die mit fortschreitendem Alter besonders bei Frauen zu einer Verminderung des Knochengewebes führt. Dies hat zur Folge, dass ein erhöhtes Risiko für Knochenbrüche besteht. In Deutschland ist die Osteoporose-Behandlung meist verbunden mit einer Therapie mit künstlichen Östrogenen. International anerkannte Studien beweisen, dass diese Therapie bedenklich ist und nicht den gewünschten Erfolg hat.

Osteoporose beginnt zehn bis 15 Jahre vor den Wechseljahren, wenn der Östrogenwert noch hoch ist. Damit ist eigentlich schon bewiesen, dass es nicht die Östrogene sein können, die den Knochen gesund erhalten. Während des Wechsels beschleunigt sich der Knochenmasseverlust für etwa fünf Jahre auf drei bis fünf Prozent pro Jahr! Danach „nur" noch auf 1,5 Prozent pro Jahr.

Auch bei Osteoporose kann man mit natürlichen Hormonen helfen. Progesteron und DHEA sind zur Vorbeugung und zur Therapie bei Osteopenie und Osteoporose sehr wirksam. Progesteronmangel ist die wichtigste Ursache für die Entstehung von Osteoporose. Auch DHEA scheint eine gewisse Rolle zu spielen. Sehr wichtig sind außerdem ausreichende Bewegung und eine gute Versorgung mit den Vitaminen D, C und K und den Mineralien Magnesium, Calcium, Zink sowie Mangan, das zu den Spurenelementen gehört.

Praxisbeispiele

Gundula, 65 Jahre, litt seit Jahren schon unter einer bekannten Osteoporose, die trotz schulmedizinischer Behandlung immer weiter fortschritt. Nach einem Jahr mit Progesteron, stark reduzierten Östrogenen und zusätzlicher Gabe von Mineralien und Vitaminen blieb der Knochenmasseverlust plötzlich stabil. Nach weiteren zwei Jahren zeigte sich bei der Knochendichtemessung eine deutliche Verbesserung der Knochenmasse.

Clara, 67 Jahre, kam mit der Diagnose „Osteoporose" zu mir. Der Knochenmasseverlust betrug gemessen an der Lendenwirbelsäule bereits (-)3,4 Prozent. Nach dreijähriger Behandlung mit Progesteron zeigten die Kontrollmessungen einen deutlichen Rückgang auf (-)0,8 Prozent, was nur mehr eine Osteopenie ist. Bei der Messung wurde dreimal nachgemessen, da das Ergebnis für die behandelnden Ärzte wohl unglaublich war, allerdings fragte niemand danach, warum es sich so sehr verbessert hatte.

16.11 Fibromyalgie

Da mit dieser Erkrankung immer noch weitere Beschwerden verbunden sind, spricht man meist vom „Fibromyalgie-Syndrom". Es ist gekennzeichnet durch wandernde Schmerzen im ganzen Körper, im Bereich der Muskulatur, des Bindegewebes und der Knochen. Oft ist nur eine Seite betroffen, manchmal zu Beginn der Krankheit nur ein Körperviertel. Begleitend kommen die sogenannten funktionellen Störungen hinzu. Häufige Beschwerden können sein: Schlafstörungen, Morgensteifigkeit der Glieder, Schwindelgefühle, Schwächezustände, Energielosigkeit, Gedächtnisstörungen wie Denk-, Merk- und Konzentrationsstörung, Globusgefühl (Kloß im Hals), vermehrtes, belastungsunabhängiges Schwitzen, Kopfschmerzen und Migräne, Reizblase, Parästhesien, wie Kribbeln am Körper oder Taubheitsgefühle, Restless legs (unruhige, kribbelnde Beine) und manch anderes. Ist es Zufall, dass sich diese Beschwerden zum Teil wie klassische Wechseljahresbeschwerden anhören? Sicher nicht. Auffallend ist auch der häufige Beginn dieser Erkrankung während hormoneller Umbruchzeiten, wie Pubertät, Schwangerschaft, Wechseljahren und nach längeren Phasen mit Stress.

Nach den Kriterien der Schulmedizin findet sich bei diesem Krankheitsbild kein Befund mit den üblichen Diagnoseverfahren, sodass die Diagnose einer Fibromyalgie in der Schulmedizin als „Ausschlussdiagnose" gilt. Die Betroffenen, davon etwa 70 Prozent Frauen, werden häufig als „psychosomatisch erkrankt" eingestuft, nicht ernst genommen und mit Psychopharmaka und Psychotherapie behandelt. Sie sind manchmal monatelang in einer Psychosomatischen Klinik, bekommen Antidepressiva, Physiotherapie, Massagen und Gesprächtherapie – und alles mit höchst unbefriedigenden Ergebnissen.

Frauen mit Fibromyalgie werden dreimal so oft operiert wie der Rest der Bevölkerung, natürlich ohne Erfolg.

Praxisbeispiel

Friederike, eine selbstständige Geschäftsfrau mit erwachsenen Kindern, war mit Anfang fünfzig am Vollbild der Fibromyalgie erkrankt. Sie litt nach einigen Jahren mit heftigem beruflichen Stress an starken, ständig wechselnden Gelenk- und Muskelschmerzen, Nervenschmerzen, nachlassendem Denkvermögen, häufiger Schlaflosigkeit, Migräne, Energielosigkeit und dem zunehmenden Gefühl von Überforderung und Sinnlosigkeit, also einer depressiven Symptomatik.

Heute, nach zehn Jahren Behandlung mit Progesteron, zwischenzeitlichen Gaben von Östriol und DHEA und begleitender Einnahme von Vitalstoffen, geht es ihr nach eigener Aussage besser als mit 40 Jahren. Sie geht mit Hingabe ihrem Beruf nach, ist voll belastbar, bei guter Leistungsfähigkeit und Lebensfreude.

16.12 Krebserkrankungen durch Hormonmangel oder hormonelles Ungleichgewicht

16.12.1 Brustkrebs

Wenn die statistische Wahrscheinlichkeit an Brustkrebs zu erkranken für eine Frau über 50 Jahren eins zu tausend beträgt, dann steigt sie unter den künstlichen und körperfremden Östrogenen und Progestinen bis auf das Fünffache an, manche Fachleute sprechen sogar vom 30-Fachen, je nach Art der verwendeten Medikamente und Dauer der Anwendung. Laut einer Studie aus Frankreich sinkt die Wahrscheinlichkeit für Brustkrebs unter

Therapie mit natürlichem Progesteron auf das 0,7-Fache (Fournier et al. Breast Cancer Res Treat 2008 Jan; 107 (I):103-11)). Bei bioidentischem, natürlichem Progesteron besteht also die Gefahr zur Brustkrebs-Entstehung nicht.

Nach einer Untersuchung des Cancer Research in Seattle, USA, sind Nachtschichtarbeiterinnen einem bis zu 60 Prozent höheren Brustkrebsrisiko ausgesetzt, was ein deutlicher Hinweis ist auf die Auswirkungen der Störung unserer inneren Uhr durch Lichtquellen bei Nacht und der Verschiebung des biologischen Rhythmus von Tagesaktivität und Nachtschlaf.

16.12.2 Gebärmutterkrebs

Gebärmutterkrebs wird, wie aus der Geschichte der Hormonersatztherapie hervorgeht, durch einen Östrogenüberschuss, also eine Östrogendominanz hervorgerufen. Erinnern wir uns, etwa 1960 begann das Zeitalter der künstlichen Hormonersatzstoffe, und bei Wechselbeschwerden wurden meist nur östrogenartige Stoffe gegeben. Bis 1975 stieg nach einer amerikanischen Statistik die Rate an Gebärmutterkrebs um 600 Prozent an – diese Zahl spricht für sich.

16.12.3 Eierstockkrebs/Ovarial-Carcinom

Auch Eierstockkrebs kommt durch Östrogenüberschuss, also eine Östrogendominanz zustande und ist durch die Progesterontherapie ganz sicher sehr viel seltener, da Progesteron die Zellen vor zu viel Wachstum schützt und außerdem das Immunsystem stärkt.

16.13 Nach einer Gebärmutterentfernung

Nach einer Gebärmutterentfernung (Hysterektomie) und insbesondere, wenn gleichzeitig auch die Eierstöcke entfernt wurden, sollten die betroffenen Frauen – entgegen der allgemeinen Meinung unter Schulmedizinern – unbedingt Progesteron bekommen. Es wird den mit dieser Operation verbundenen Verlust an Lebensqualität durch viele dadurch auftretende Beschwerden verhindern und den ansonsten sehr plötzlichen Übergang ins Klimakterium erleichtern. Progesteron ist eine wichtige Osteoporosevorsorge und schützt auch vor Brustkrebs.

■ **Praxisbeispiel**

Emma, 64 Jahre, Angestellte, klagte über Haarausfall, als sie zu mir in die Praxis kam. Beim Erfragen ihrer Lebensgeschichte gab sie an, mit Anfang vierzig eine „Totaloperation" gehabt zu haben, es wurden ihr also damals die Gebärmutter und die Eierstöcke entfernt, was einer Kastration gleichkommt. Nach der Operation bekam sie ein Östrogen-Gel zur Linderung ihrer jetzt natürlich plötzlich einsetzenden Wechseljahrsbeschwerden, aber kein Progesteron, da die Schulmedizin ja die irrige Meinung vertritt, dass eine Frau ohne Gebärmutter kein Progesteron mehr braucht. Nach zwölf Jahren reiner Östrogentherapie ohne Überprüfung des Wirkspiegels bekam sie Brustkrebs. Sie wurde operiert und „durfte" anschließend keine „Hormone" mehr nehmen. Nach der anschließenden Bestrahlung versuchte sie ihre heftigen Beschwerden mithilfe von homöopathischen und pflanzlichen Mitteln in den Griff zu bekommen, was ihr nur sehr unzureichend gelang. Erst durch meine Aufklärung über die Unterschiede zwischen echten und „unechten" Hormonen verstand sie, dass sie sehr wohl das natürliche Progesteron verwenden darf, um ihre Beschwerden zu lindern und nebenbei auch ihren Haarausfall zu stoppen.

Fazit: Es ist eindeutig, dass Emma den Brustkrebs als Folge der künstlich erzeugten Östrogendominanz bekam. Es stellt sich die Frage, wie lange es noch dauern soll, bis die „hausgemachten" Krebsfälle der Vergangenheit angehören, weil endlich nur noch mit biologischen Hormonen in der richtigen Dosierung therapiert wird.

16.14 Schwangerschaft

Eigentlich sollte die Schwangerschaft eine ganz besonders schöne Zeit sein. Ein gigantisches Maß an Progesteron-Ausschüttung sorgt nicht nur für das wachsende Baby, sondern auch für erfreuliche „Nebenwirkungen" bei der Mutter. Haut und Haare sind schön wie nie zuvor, regelmäßige Kopfschmerzen sind weg, die Gefühle sind im Lot und die Welt sieht insgesamt einfach bunter aus. Fragen Sie mal Frauen, die Kinder geboren haben, wann sie während der Schwangerschaft die beste Zeit hatten, und sie werden fast übereinstimmend hören, dass dies auf die zweite Hälfte der Schwangerschaft zutrifft. Die Frauen berichten, dass sie Bäume hätten ausreißen können, die Stimmung so toll gewesen wäre und sie sich körperlich richtig gut gefühlt hätten. Kein Wunder, ist doch in dieser Zeit der Progesteronspiegel 20-mal höher als normal.

Doch bei vielen Frauen fängt die Schwangerschaft leider mit Übelkeit oder gar mit einem nicht enden wollenden Erbrechen an. Die Übelkeit in der Schwangerschaft kommt von zu hohen Östrogenwerten, die nicht durch genügend Progesteron ausgeglichen sind. Ist die Progesteron-Produktion in den ersten Wochen zu schwach, besteht Gefahr für das Baby. Während der ersten drei bis vier Monate ist die Produktion des Gelbkörpers an Progesteron oft noch nicht ausreichend, und erst wenn die Placenta genügend Progesteron produziert, geht es den Frauen wieder gut. Daher ist es ratsam, vor einer geplanten Schwangerschaft für einen ausgeglichenen Hormonhaushalt zu sorgen. Dies gilt vor allem für diejenigen Frauen, die ihren Körper jahrelang durch die „Pille" in einen unnatürlichen Hormonstatus versetzt haben. Auch bei bereits erlittenen Fehlgeburten und vergeblichem Kinderwunsch ist das naturidentische Progesteron das Mittel der Wahl, da die Plazenta erst ab dem vierten Monat genügend Progesteron herstellt, um die Schwangerschaft zu erhalten.

16.14.1 Unfruchtbarkeit

Progesteron kann bei manchen Fällen von Unfruchtbarkeit helfen, besonders wenn diese auf einen niedrigen Progesteronspiegel in der zweiten Zyklushälfte zurückzuführen sind. Wichtig ist in einem solchen Fall auch die Abklärung der Schilddrüsenfunktion.

▓ Praxisbeispiel

Elisabeth, Mitte dreißig, wünschte sich seit etwa zwei Jahren ein Kind. Gynäkologisch war „alles in Ordnung", ebenso bei ihrem Mann. Doch es klappte einfach nicht, obwohl die Messung der Basaltemperatur zeigte, dass sie regelmäßig einen Eisprung bekam.

Nach sechs bis acht Wochen Therapie mit Progesteroncreme, beginnend ab der Zyklusmitte, beklagte sie sich darüber, dass sie seither gar keine Regelblutung mehr hätte. Ich empfahl ihr einen Schwangerschaftstest zu machen, der positiv ausfiel. Das Wunschkind, eine gesunde Tochter, ist heute zwei Jahre alt.

In diesem Fall unterstützte das Progesteron ganz klar die Einnistung des befruchteten Eies und die beginnende Schwangerschaft.

16.14.2 Wochenbett-Depression

Eine ganz spezielle Variante hormoneller Krisen ist die Wochenbett-Depression. Eigentlich müsste frau nach der Geburt der glücklichste Mensch auf der Welt sein. Der abrupte Abfall des Progesterons und manchmal auch eine Schilddrüsenschwäche können dafür verantwortlich sein, dass es ganz und gar nicht zu Glücksgefühlen, sondern im Gegenteil zu stark depressiven Gefühlen kommt. Statt Antidepressiva und Psychopharmaka ist es richtiger und bedeutend sinnvoller dem Körper das fehlende Hormon Progesteron in natürlicher Form zuzuführen, sodass das Hormongleichgewicht wiederhergestellt werden kann.

Es war die Ärztin Dr. Katharina Dalton, die im England der 1950er Jahre mit der Behandlung der Wochenbett-Depressionen begann und über viele Jahrzehnte hinweg nicht nur gute Erfahrungen sammelte und veröffentlichte, sondern auch Ärzt/innen und Hebammen schulte, damit Mütter nach der Geburt nicht mehr in Depressionen verfallen müssen und womöglich mit völlig falschen Mitteln, wie Antidepressiva oder Östrogenen behandelt werden oder gar in der Psychiatrie landen. Von ihren vielen Büchern und Veröffentlichungen gibt es leider nur eines in deutscher Sprache: „Mütter nach der Geburt". Sie schrieb viele Bücher und Artikel zu PMS und zu unerfülltem Kinderwunsch, die alle in englischer Sprache noch zu erhalten sind. (siehe Kapitel 5)

Praxisbeispiel

Anna Maria litt nach der Geburt ihres Kindes an massiven Depressionen. Sie landete in der Psychiatrischen Klinik und wurde ohne Erfolg mit Antidepressiva und Östrogenen behandelt. Ihre Mutter und ihr Mann kümmerten sich um das Neugeborene. Die ganze Familie war verzweifelt und bat mich um Rat. Ich empfahl ihnen das natürliche Progesteron und bat um eine Zusammenarbeit mit den behandelten Ärzten, die dazu jedoch nicht bereit waren. Die Mutter veranlasste einen Speicheltest, der den massiven Progesteronmangel zeigte, worauf sie ihrer Tochter ohne Wissen der Ärzte eine zehnprozentige Progesteroncreme gab. Nach einigen langen Wochen wurde Anna Maria dann endlich aus der Klinik entlassen und konnte mithilfe des Hausarztes auch die Antidepressiva absetzen und ihr hormonelles Gleichgewicht wieder herstellen.

16.15 Übergewicht

*„Man soll dem Leib etwas Gutes bieten, damit
die Seele Lust hat darin zu wohnen."*

WINSTON CHURCHILL

Übergewicht ist immer auch eine Dysbalance des Hormonsystems. Da ist erstens die Schilddrüse zu nennen, die bei Funktionsstörungen das Gewicht beeinflusst (siehe Kapitel 16.1.). Zweitens spielt oft Cortisol (siehe auch Kapitel 13.1) eine Rolle: Durch anhaltend hohen Stress entsteht immer eine Insulinresistenz, die zu vermehrter Fettansammlung in den Zellen führt. Drittens ist ein Ungleichgewicht der Geschlechtshormone Östradiol und Progesteron (siehe Kapitel 6.5) häufig am Übergewicht beteiligt und führt sowohl zu Fett- als auch zu Wassereinlagerungen vor allem an Bauch, Oberschenkeln und Po. Weiterhin greifen verschiedene Medikamente wie Antidepressiva, Diuretika, Betablocker oder Cholesterinsenker und natürlich „die Pille" oder künstliche Hormonersatzstoffe in den normalen Ablauf des Stoffwechsels ein und können ebenfalls zu Übergewicht führen.

16.15.1 Diäten – wirklich der richtige Weg?

„Abnehmen ist ganz einfach: Man darf nur Appetit auf Dinge bekommen, die man nicht mag."

JANE RUSSELL, AMERIKANISCHE SCHAUSPIELERIN

Alle bekannten Diäten beruhen auf dem Prinzip, die Nahrungsaufnahme zu reduzieren und damit Kalorien einzusparen. Das erscheint logisch, doch genau die geringe Kalorienanzahl ist ein Problem. Denn unser Körper ist seit Urzeiten darauf programmiert, eine zu geringe Kalorienzufuhr als Hungersnot zu interpretieren, denn er weiß ja nicht, ob wir freiwillig oder unfreiwillig auf Essen verzichten. Er schaltet seinen Stoffwechsel also schnell auf Sparflamme und fährt seinen Verbrauch herunter, um möglichst lange mit dem geringen Nahrungsangebot und seinen bereits gespeicherten Fettreserven klarzukommen.

Wenn dann die Diät – für den Körper also die Hungersnot – beendet ist, behält der Körper noch eine Weile den reduzierten Stoffwechsel bei, denn er will seine Fettspeicher wieder auffüllen für die nächsten Hungerzeiten. Und schon ist er da, der allseits bekannte Jojo-Effekt, der uns nach einer mehr oder minder erfolgreichen Diät sofort wieder zunehmen lässt, womöglich wiegen wir gar in kurzer Zeit mehr als vorher. Und nach jeder Diät steigert sich dieser Effekt noch. Dieser Überlebensmechanismus ist bei

Frauen noch stärker ausgeprägt als bei Männern. Vermutlich weil Frauen durch das Gebären und Stillen für das Überleben der Menschheit so wichtig sind, werden sie von der Natur auf diese Weise in besonderem Maße vor dem Verhungern geschützt.

Der einzig mögliche Weg, dem Jojo-Effekt zu entkommen, ist, die Qualität unserer Nahrung zu verändern. Wie man heute weiß, ist es nicht zielführend, einfach die Kalorienmenge zu reduzieren, man sollte möglichst nicht die Menge einschränken, sondern darauf achten, das Richtige zu essen: mehr Fisch und Hülsenfrüchte (also Eiweiß) und weniger Kohlenhydrate wie Weißmehl und Zucker. Hinzu kommt, dass man unbedingt für mehr Bewegung sorgen muss, die mehr Energie verbraucht und mehr Muskelmasse entstehen lässt. Und diese Muskelmasse hat generell eine höhere Stoffwechselaktivität, sodass sie dem Jojo-Effekt entgegenwirken kann. Im Kapitel 18.3 finden Sie noch mehr Informationen zur gesunden Ernährung.

Kapitel 17

Die Anwendung von natürlichen Hormonen

„Wege entstehen dadurch,
dass man sie geht"

FRANZ KAFKA

Die Voraussetzung für eine Therapie mit naturidentischen Hormonen ist immer ein Speicheltest, der sicher diagnostiziert, welche Hormone ausreichend und welche im Mangel vorliegen. Eine Anwendung von Hormonen ohne eine derartige vorherige Bestimmung ist wie Autofahren im dichten Nebel und kann schwerwiegende Folgen haben. Auch sollte die Therapie von Hormonmangelzuständen und Hormondysbalancen immer in erfahrenen Händen liegen. Kein Laie sollte versuchen, sich selbst zu therapieren, denn die Zusammenhänge in unserem Hormonsystem sind sehr komplex und benötigen eine feine Abstimmung, bei denen auch die Symptome richtig erfragt und gedeutet werden müssen.

Alle Steroidhormone sind aufgrund ihrer Molekülstruktur fettlöslich und hautgängig. Deshalb werden sie aus einer fetthaltigen Creme, die auf die Haut oder Schleimhaut aufgetragen wird, sehr gut aufgenommen. Sie gelangen in das darunter liegende Bindegewebe und von dort in den Blutkreislauf und zu allen Rezeptoren an den Zielzellen im Körper. Diese Art der Anwendung ist besonders schonend, da der Verdauungstrakt und die Leber als Stoffwechsel- und Entgiftungsstation umgangen werden und daher schon sehr geringe Hormonmengen ausreichend sind.

Natürliche Hormoncremes können auf eine ärztliche Verschreibung hin prinzipiell in jeder Apotheke hergestellt werden, wenn die Zutaten dort vorhanden sind, was nicht immer der Fall ist. In der Praxis sieht es daher meist so aus, dass sich einige Apotheken darauf spezialisiert haben, Hormoncremes nach individuellen Rezepten herzustellen. Der Preis einer solchen Creme liegt etwa zwischen etwa 15 und 30 Euro – je nach Menge und Hormon.

Besonders gut aufgenommen werden die fettlöslichen Hormone aus der Creme an den dünneren und weicheren Hautstellen wie den Innenseiten der Unterarme und den Ellenbeugen. Die Anwendung ist aber auch an den Innenseiten der Schenkel, den Kniekehlen, Schienbeinen, Handgelenken, den Handinnenflächen oder den Fußsohlen, dem Gesicht, Dekolleté und dem Hals möglich. Die Brust sollte nicht direkt eingerieben werden, da die Brustwarzen auf Progesterongaben empfindlich reagieren, da sie viele entsprechende Rezeptoren besitzen.

Selbstverständlich gibt es auch andere Anwendungsformen von natürlichen Hormonen, zum Beispiel Tropfen, Kapseln oder Zäpfchen. Wer also nicht cremen mag, hat Alternativen. Es gibt inzwischen einige Apotheken, die Kapseln herstellen, die sich erst im Dünndarm auflösen und somit die Leber umgehen. Eine Alternative sind auch Suppositorien, also Zäpfchen, die in Scheide oder Anus eingeführt werden, sodass die Hormone über die dortige Schleimhaut aufgenommen werden. Theoretisch kann dies auch mit Kapseln, wie es sie im Handel gibt, geschehen, nur sind dann die Dosierungen meist zu hoch. Wenn die Apotheke Kapseln selbst herstellt, kann die Dosierung für diese Anwendung entsprechend angepasst werden.

Naturidentische Hormone sollten so lange verabreicht werden, wie Beschwerden bestehen. Durch die Erfahrung der letzten Jahrzehnte wissen wir, dass sie unbedenklich auch über längere und lange Zeiträume genutzt werden können. Bei einer Daueranwendung ist es sinnvoll, einmal im Monat eine Pause von drei bis sieben Tagen einzulegen, egal ob es sich um Progesteron, Östrogen, DHEA oder Testosteron handelt. Die Hormonrezeptoren können sich in dieser Zeit erholen und sind nach der Pause wieder aufnahmefähiger.

Ein- bis zweimal pro Jahr sollte ein Speicheltest zur Kontrolle durchgeführt werden, um die Dosierung darauf neu abzustimmen. Es gibt für jeden Menschen individuell die genau richtige Menge und Dosierung. Wenn die Beschwerden unter Behandlung nachlassen oder ganz verschwunden sind, kann versucht werden, die Dosis zu verringern. Eine Ausnahme ist die Osteoporose: Hier ist eine Mindestmenge pro Tag über viele Jahre notwendig.

Die folgenden Empfehlungen basieren auf jahrelanger Erfahrung bei der Anwendung von Progesteron und anderen biologischen Hormonen und können als Richtlinien dienen.

17.1 Progesteron

17.1.1 Grundschema zur Cremedauernutzung im Zyklus von Frauen

Erste Woche – egal wie lange die Periodenblutung dauert: keine Creme anwenden.

Zweite Woche – etwa ab der zweiten Hälfte, sprich etwa am 10. bis 12. Zyklustag:
täglich zweimal 0,5 bis 1 cm bzw. eine linsen- bis erbsengroße Menge Creme einreiben.

Dritte Woche – täglich zweimal 1 bis 1,5 cm bzw. eine erbsen- bis haselnussgroße Menge nehmen.

Vierte Woche – bis gegen Ende, sprich etwa bis zum 28. Zyklustag:
täglich zweimal 1 bis 2 cm bzw. zweimal eine haselnussgroße Menge Creme benutzen.

Mit Menstruation

○ Creme nicht anwenden
◖ 2x täglich $1/4$ Teelöffel
● 2x täglich $1/2$ Teelöffel

Prämenopause / Menopause mit Menstruation

Bei den vorgeschlagenen Mengen handelt es sich um Durchschnittswerte, die individuell erheblich variieren können. Manche Frauen brauchen sehr viel weniger, andere sehr viel mehr von der Progesteroncreme.

Der erste Tag der Regelblutung entspricht immer dem ersten Zyklustag.

Dosierung und Anwendung von Progesteroncreme bei PMS (prämenstruelles Syndrom)

Bei der Behandlung von PMS gibt es zwei Möglichkeiten der Anwendung von Progesteroncreme:

1.) Zehn Tage vor Beginn der nächsten erwarteten Blutung täglich zweimal 1 bis 2 cm beziehungsweise ein- bis zweimal eine haselnussgroße Menge Creme einreiben. Eventuell kann vier bis fünf Tage vor der Periode die Dosis nochmals gesteigert werden. Bei Eintritt der Regel sollte die Anwendung enden, es sei denn, es bestehen noch Beschwerden am ersten und zweiten Blutungstag, dann kann bis dahin die Progesteroncreme weiter genutzt, aber eventuell die Menge verringert werden.

2.) Die Behandlung kann auch am 14. Zyklustag mit einer sehr niedrigen Dosis begonnen werden. An jedem weiteren Tag des Zyklus wird die Dosis etwas erhöht, sodass die höchste Dosierung kurz vor der Menstruation angewandt wird. Bei Beginn der Blutung (1. Zyklustag) wird die Behandlung beendet, wenn keine Regelschmerzen auftreten. Bei Regelschmerzen kann die Progesteroncreme noch an den ersten zwei Zyklustagen weiter genommen werden. (siehe Kapitel 16.2)

Dosierung und Anwendung von Progesteroncreme,
wenn kein Zyklus vorhanden ist

Ist kein Zyklus mehr vorhanden, sollte über eine Dauer von circa vier Wochen ein- bis zweimal täglich 1 bis 2 cm (beziehungsweise ein- bis zweimal eine etwa erbsen- bis haselnussgroße Menge) der Progesteroncreme eingerieben werden. Danach ist für zwei bis sieben Tage zu pausieren. Sollten während einer Creme-Pause Beschwerden auftreten, ist der Gewebespiegel noch zu niedrig und es empfiehlt sich, die Creme vorläufig durchgehend täglich zu nehmen. Wenn durch einen erneuten Speicheltest ein stabiler Progesteronspiegel nachgewiesen wird, kann erneut versucht werden, die beschriebenen Pausen bei der Behandlung mit der Creme einzulegen. Hilfreich ist es, die Pause am Anfang eines jeden Monats zu machen, da sie so auch nicht vergessen werden kann.

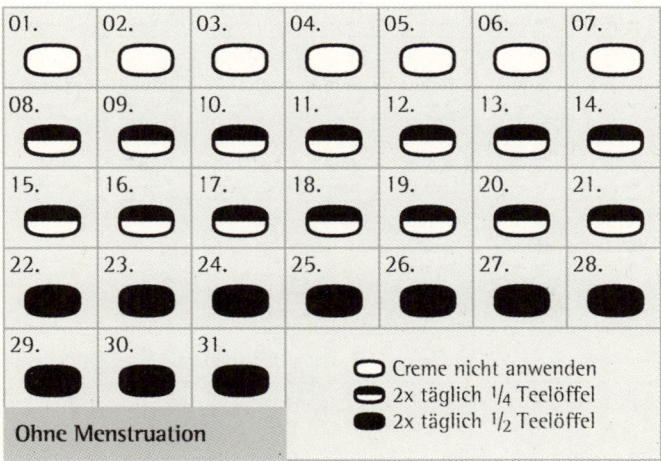

Menopause ohne Menstruation

Dosierung und Anwendung von Progesteroncreme bei Osteoporose

Eine Behandlung von Osteoporose mit Progesteroncreme bei Männern und Frauen braucht deutlich höhere Dosierungen als andere Beschwerden. Täglich sollte je nach Knochendichtebefund zwei- bis dreimal je 2 bis 5 cm, beziehungsweise je zwei- bis fünfmal eine haselnussgroße Menge der dreiprozentigen Progesteroncreme eingerieben werden oder eine entsprechende kleinere Menge einer Fünf-Prozent- bis Zehn-Prozent-Progesteroncreme benutzt und zusätzlich durch verschiedene Mineralien, Vitamine und Spurenelemente ergänzt werden. (siehe Kapitel 16.10)

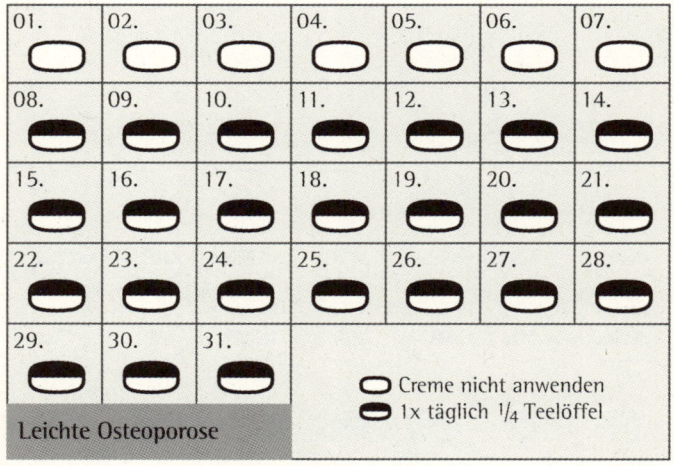

Anwendung bei leichter Osteoporose

01.	02.	03.	04.	05.	06.	07.
⬭	⬭	⬭	⬭	⬭	⬭	⬭
08.	**09.**	**10.**	**11.**	**12.**	**13.**	**14.**
⬤	⬤	⬤	⬤	⬤	⬤	⬤
15.	**16.**	**17.**	**18.**	**19.**	**20.**	**21.**
⬤	⬤	⬤	⬤	⬤	⬤	⬤
22.	**23.**	**24.**	**25.**	**26.**	**27.**	**28.**
⬤	⬤	⬤	⬤	⬤	⬤	⬤

29.	30.	31.	
⬤	⬤	⬤	⬭ Creme nicht anwenden
Starke Osteoporose			⬤ 1x täglich ¹/₂ Teelöffel

Anwendung bei starker Osteoporose

17.2 Östrogene

17.2.1 Östriol/Estriol

Östriol/Estriol ist das Östrogen, das zur Gesunderhaltung aller Schleimhäute im Körper bei Frauen und Männern notwendig ist: Augen, Nase, Ohren, Mund und Rachen, der gesamte Magen und der Darmbereich können von Gaben dieses natürlichen Hormons profitieren. Bei Frauen hat es einen sehr großen Einfluss auf die Zellen in der Scheide (Vagina) und kann daher gegen Trockenheit im Scheidenbereich gegeben werden, ohne dass ein nachteiliger Effekt für Brüste oder Gebärmutter zu befürchten ist. Gute Ergebnisse erzielt dieses natürliche Hormon auch bei einer Reizblase oder bei Blasenschwäche. Erstaunliche Wirkungen zeigt Östriol auch bei Gebärmuttervorfall und Hitzewallungen.

Eine Hormontestung ist bei Östriol ausnahmsweise nicht nötig, denn die entsprechenden Schleimhaut-Beschwerden zeigen den Bedarf deutlich an und es kann bei üblicher Anwendung nicht überdosiert werden.

Dosierung und Anwendung von Östriol

Es ist nicht notwendig, die Östriolcreme in der Scheide zu platzieren, deshalb kann der meist der Packung beiliegende Einführstab weggelassen werden. Es ist völlig ausreichend, die Creme auf die Scheidenregion aufzutragen, ein- bis zweimal täglich einen Salbenstrang von 1 bis 2 cm. Dies ist zusammen mit Progesteroncreme in den allermeisten Fällen ausreichend, um alle damit zusammenhängenden Beschwerden zu lindern.

Östriolcreme gibt es unter verschiedenen Namen im Handel. Allen gemeinsam ist ein Beipackzettel, der völlig zu Unrecht suggeriert, dass es sich nicht um Östriol, sondern um Östradiol handelt, das am stärksten wirksame Östrogen, und dass dieses Produkt dementsprechend angeblich auch zu Krebs führen könne. Beides ist schlicht falsch. Diese Beipackzettel dienen der weiteren Verwirrung der Patienten und Patientinnen und auch der behandelnden Ärzte und Ärztinnen.

17.2.2 Östradiol

In seltenen Fällen und bei sehr zierlichen Frauen ist die Gabe von Östrogen in Form von Östradiol notwendig. Nach langjährigen Erfahrungswerten sollte das Verhältnis von Östradiol zu Progesteron mindestens auf 1 : 50 bis 1 : 100 und darüber eingestellt werden, was heißt, dass es sehr wichtig ist, das stark wirkende Östradiol durch genügend Progesteron auszugleichen.

Dosierung und Anwendung von Östradiol

Östradiol als Creme oder Gel sollte täglich auf dünne, weiche Hautstellen aufgetragen werden. Da Progesteron zusätzlich gebraucht wird, ist auch eine Mischcreme im Verhältnis 1 : 100 (Östradiol 0,03 g oder weniger zu Progesteron 3,0 g in 100,0 g Creme) empfehlenswert, die von der Apotheke hergestellt wird und bei Bedarf auch höhere oder niedrigere Östradiolkonzentrationen enthalten kann.

Schwierig gestaltet sich meist die Umstellung bei Frauen von der schulmedizinischen Hormonersatztherapie mit meist überdosierten, künstlichen, körperfremden Hormonen auf eine Therapie mit bioidentischen Hormonen. Hier muss zuerst die bisherige Medikamentendosis auf die Hälfte gesenkt und die Behandlung mit natürlichem Progesteron parallel begonnen werden, da sich eventuelle Beschwerden sonst erheblich verstärken können. Alle zwei bis vier Monate sollte die Dosis der körperfremden Stoffe dann weiter gesenkt werden. Durch wiederholte Speicheltests wird im Verlauf der Umstellung häufiger kontrolliert und die Gaben bioidentischer Hormone daraufhin abgestimmt, wobei dieser Prozess durchaus monatelang dauern kann.

17.2.3 DHEA

Man kann DHEA therapeutisch einsetzen, wenn dessen Wert im Speicheltest als deutlich erniedrigt bestimmt wurde und mindestens eines der folgenden Symptome vorliegt: Erschöpfungssyndrom, Müdigkeit und Energieverlust, Konzentrationsstörungen, Libido und/oder Potenzverlust.

Dosierung und Anwendung DHEA

Bei Frauen sind maximal 25 mg täglich als Kapsel, Creme oder Tropfen möglich. Bei längerer Anwendung sind 5 bis 10 mg pro Tag meist ausreichend. Bei zu hoher Dosierung ist eines der ersten Anzeichen der Überdosierung, dass die Haare plötzlich sehr schnell fettig werden. Dann bitte mit der Einnahme pausieren, bis der Gewebespiegel sinkt, und einen Speicheltest zur Überprüfung machen.

Männer können 50 bis 100 mg pro Tag problemlos vertragen, ist es doch die Vorstufe ihres männlichen Testosterons. Doch auch hier gilt: Nur behandeln, wenn Bedarf besteht, sprich Beschwerden vorhanden sind, nach vorherigem Speicheltest und immer individuell auf die Beschwerden abgestimmt.

17.2.4 Testosteron

Auch bei Männern ist es oft sinnvoller, mit den Vorstufen der Hormonsynthese zu therapieren. So ist es empfehlenswert, bei Testosteronbedarf die Gabe der Vorstufen Progesteron und DHEA zu geben, da diese selbst wichtige Hormonfunktionen erfüllen. Bei Therapie mit „Endstufen" des Hormonstoffwechsels, wie dem Testosteron, kann sich schnell ein ungünstiges Ungleichgewicht einstellen. Bei nachgewiesenem größerem Mangel ist für einen überschaubaren Zeitraum auch die tägliche Gabe von Testosteron als Gel (Mengen individuell abgestimmt) möglich und sinnvoll. Regelmäßige Überprüfungen durch einen Speicheltest sind auch hier nötig.

Nicht nur während einer Testosterontherapie stellt Zink eine wichtige Ergänzung für die Prostata dar. Zink kann die Umwandlung des Testosterons in Östrogene verhindern.

Ein wichtiger Hinweis
Frauen sollten Testosteron und DHEA nicht gleichzeitig verabreicht bekommen, weder als Creme noch zur Einnahme.

Sport kann bei beiden Geschlechtern den Testosteronwert auf natürliche Weise erhöhen.

17.2.5 Cortisol

Wenn mit Cortisol behandelt werden muss, sollte immer das bioidentische Hydrocortison verwendet werden. Es gibt auch einige pflanzliche und homöopathische Mittel, die die Nebennieren stimulieren und meist ausreichend sind.

Kapitel 18
Was sonst noch hilfreich ist

„Erst im letzten Moment der Geschichte
ist der Irrglaube entstanden,
dass die Menschen getrennt vom Rest der
lebenden Welt gedeihen könnten."

E.O. WILSON

Mit diesem Kapitel betreten wir ein der Schulmedizin immer noch fremdes Terrain, ist doch die Wissenschaft mittlerweile zu ganz neuen Erkenntnissen gekommen, durch welche Einflüsse Krankheiten geheilt werden können. Ein komplexes Zusammenspiel verschiedenster Faktoren bestimmt unser Wohlbefinden. Was die Schamanen schon immer wussten, kann die Wissenschaft jetzt beweisen: Unser Universum besteht aus Energie, und mit unseren Überzeugungen, Gedanken und Gefühlen wirken wir ständig auf unsere Umwelt, unseren Körper bis hin zu unseren Genen ein.

Für die meisten Wissenschaftler ist es immer noch eine Tatsache, dass die DNA unveränderbar sei. Unsere genetische Disposition hat einen viel geringeren Einfluss als bisher angenommen. Man spricht heute von ungefähr 30 Prozent und auch dies scheint zu hoch gegriffen.

Eine immer größer werdende Gruppe experimentierfreudiger Wissenschaftler und nicht zuletzt neueste Erkenntnisse der Quantenphysik beweisen, dass unsere Gene nicht unser Schicksal sind. Im Gegenteil: Jedes einzelne Gen verfügt über die Möglichkeit der Veränderung, wie ein relativ neuer Wissenschaftszweig, die Epigenetik beweist. Die Epigenetik untersucht, welche Einflüsse von außen die Zelle steuert und erforscht die Signale, die Gene an- und abschalten.

Wir können die Gene kraft unseres Bewusstseins, durch Absicht, durch veränderte Überzeugungen, unser Denken, durch Meditation und vielerlei andere innere und äußere Einflüsse verändern. Eine familiäre Vorbelastung für bestimmte Krankheiten oder ganz persönliche, individuelle Schwachstellen sind Möglichkeiten, müssen aber nicht zum Tragen kommen. Wir haben es also zu einem Großteil selber in der Hand, epigenetisch günstige Bedingungen zu schaffen und inwieweit wir belastenden Umwelteinflüssen wie falsche Ernährung, Rauchen, Alkohol, Bewegungs- und Schlafmangel sowie negativen Denkmustern Raum geben. Auch unser Hormonsystem lässt sich durch unseren Lebensstil beeinflussen.

Dieses Wissen ist dabei, sich auf all unsere Lebensbereiche, unser Denken und Handeln auszuwirken und hilft uns, unser genetisches Potenzial auszuschöpfen.

Der Neurologe und Psychiater Bessel van der Kolk, ehemaliger Direktor der Harvard Psychological Trauma Clinic, geht davon aus, dass eine traumatische Erinnerung eine Information ist, die beinahe unverändert in ihrer ursprünglichen Form im Nervensystem gespeichert wurde und sozusagen unverarbeitet darauf „wartet", bis ein ähnliches Erlebnis (oft auch nur Teile davon) kommt, um sofort wieder aktiviert zu werden.

Dieses Prinzip hat Dr. Samuel Hahnemann, der Begründer der Homöopathie schon vor über 200 Jahren erkannt. Die Heilerfolge sprechen für sich.

18.1 Homöopathie

„Der ist ein Arzt, der das Unsichtbare weiß,
das keinen Namen hat, keine Materie
und doch seine Wirkung."

PHILIPPUS AUREOLUS THEOPHRASTUS PARACELSUS

„Die Homöotherapie ist eine Heilkunde, die sanft, schnell, gewiss und dauerhaft zu heilen vermag, wenn sie richtig angewandt wird", so sagte es ihr Begründer Samuel Hahnemann. Bereits 1796 hatte er die These aufgestellt, dass bei der zu heilenden Krankheit jene Arznei zu verabreichen sei, die eine ähnliche Krankheit am Gesunden zu erregen vermag. Dieses Simile-Prinzip (Ähnlichkeitsgesetz) stellt ein Naturprinzip dar, das in vielen Bereichen der belebten Natur anzutreffen ist und der Erhaltung des Gleichgewichtes im Organismus dient. Es wurde von Hippokrates, dem „Urvater der Medizin" (460-375 v. Chr.) erstmals als similia similibus curantur formuliert (Ähnliches wird durch Ähnliches geheilt).

Hahnemann hatte sich schon früh die Frage gestellt, was „Leben" eigentlich ist und dass das Leben nur an seinen äußeren, mit den Sinnen wahrnehmbaren Erscheinungen erkannt werden kann, dass dahinter jedoch eine ganz andere, übergeordnete Kraft wirkt. Hahnemann nannte jenes dahinter liegende „Steuerungszentrum" des Menschen die „Lebenskraft", vergleichbar mit dem „Chi" der Chinesen und dem „Prana" der Inder. Bei einem gesunden Menschen besteht ein Gleichgewicht und eine Ausgewogenheit der Lebenskraft, demzufolge sind auch alle Abwehrmechanismen des Körpers intakt. Viren, Bakterien und andere Erreger haben kein Terrain, um sich dauerhaft niederzulassen.

Kommt es zu Ausfällen und Fehlfunktionen der Lebenskraft, entsteht Krankheit. Homöopath/innen wollen daher bei Krankheit dieses Gleichgewicht wiederherstellen. Sie suchen nach der zentralen Störung, um sie zu korrigieren. Dafür erfragen sie die Symptome und Eigenheiten des hilfesuchenden Menschen, denn die weisen den Weg zum richtigen Heilmittel. Die Wirkweise homöopathischer Arzneimittel führte Hahnemann auf eine in den Arzneistoffen latent vorhandene „dynamische Arzneikraft" zurück, die durch das Verfahren der Potenzierung oder Dynamisierung erst so richtig aktiviert wird.

Wie homöopathische Arzneien hergestellt werden

Um eine wirksame homöopathische Arznei zu erhalten, muss der Ausgangsstoff (Mineralien, Pflanzen, Metalle oder Stoffe von Tieren oder Menschen) „potenziert" oder „dynamisiert" werden. Diese Begriffe beschreiben eine spezielle Form des Verdünnens.

Um einen Stoff zu potenzieren, nimmt man bei der Herstellung zum Beispiel einer D-Potenz sehr wenig, in unserem Beispiel ein Gramm. Dieses eine Gramm des Stoffes wird mit neun Gramm Wasser oder hochprozentigem Alkohol in ein kleines Gefäß gegeben und verschlossen. Danach kommt das eigentliche Potenzieren: Das Gefäß wird zehnmal kräftig gegen einen Gegenstand gestoßen. Bei Hahnemann war es der Überlieferung zufolge ein großes, in Leder eingebundenes Buch. Die Mischung im Gefäß wird dann als D1-Potenz bezeichnet. Aus dieser D1 wird dann ein Gramm entnommen und wiederum mit neun Gramm Wasser oder Alkohol vermischt und wie eben beschrieben zehnmal gestoßen. Eine D2-Potenz ist entstanden. Ein Gramm von der D2 mit neun Gramm frischem Alkohol und zehnmaligem Stoßen ergibt die D3-Potenz... und so weiter. Jenseits der D23 ist die Entmaterialisierung erreicht, der Ausgangsstoff kann nicht mehr nachgewiesen werden. Und nun kommt das Paradoxe: Je höher die Potenz, sprich, je weniger vom ursprünglichen Ausgangsstoff vorhanden ist, desto stärker, dynamischer ist die Kraft und die Wirkung einer homöopathischen Arznei. Es ist klar, dass ein so ungewöhnliches Vorgehen viel Raum für Kritik bietet.

Ein hormonelles Ungleichgewicht, ausgelöst durch künstliche Hormone und veränderte Umweltbedingungen, allein durch die Homöopathie zu korrigieren, ist schwierig, denn die störenden Faktoren von außen hören ja nicht auf zu wirken. Dennoch ist es wichtig, an den Ursprung der Erkrankung, der Inbalance der Lebenskraft heranzukommen, um dem Patienten zu größtmöglicher Ausgewogenheit zu verhelfen.

Gerade in hormonellen Wandlungsphasen wie Pubertät, Schwangerschaft, Stillen und Wochenbett, Menstruations- und Wechseljahrsbeschwerden bei Frau und Mann mit all den seelischen und körperlichen Belastungen, kann die Homöopathie durch die richtige Wahl des Simile rasch helfen und darüber hinaus bei chronischen Krankheiten eine dauerhafte Heilung hervorbringen.

▪ Praxisbeispiel

Angela, eine junge Frau von 32 Jahren, kam eigentlich wegen chronischer Kopfschmerzen zu mir in die Praxis. Ein paar Tage nach unserem Erstgespräch erschien sie dann erneut und erzählte, dass sie beim Frauenarzt gewesen war und dieser hatte ein etwa mandarinengroßes Fibrom (eine bindegewebige Verwachsung) im rechten Eierstock festgestellt und zur Operation in nur drei bis vier Wochen geraten. Davor hatte sie heftige Angst und bat mich, ihr zu helfen. Ich musste ihr ehrlich eingestehen, dass ich nicht wüsste, ob man in der Kürze der Zeit in diesem Fall homöopathisch etwas erreichen könne. Ich bat um etwas Geduld.

Ich erinnerte mich, von einem ähnlichen Fall bei Dr. Burnett, einem englischen Homöopathen des letzten Jahrhunderts, gelesen zu haben. Das Mittel *Fraxinus americana*, (amerikanische Weißesche) heilte damals einen bindegewebigen Uterustumor. Angela bekam das Mittel in der Potenz D3.

Nach einem Monat kam sie wieder und erzählte, dass sie, wie vereinbart, bei ihrem Frauenarzt war. Er untersuchte erst den rechten, dann den linken Eierstock und fragte schließlich völlig perplex, was sie denn gemacht hätte, er könne nichts mehr finden. Sie erzählte ihm, dass sie bei einer Homöopathin gewesen war. Er fragte nach dem Namen und dann „welches Mittel?" Er war wohl ziemlich erstaunt, hat sich aber leider nie bei mir gemeldet.

18.2 Wasser, das „Energiegetränk" Nummer eins

Obwohl Wasser dem Organismus keine Energie liefert, ist es doch das wichtigste Energiegetränk überhaupt. Ohne oder mit zu wenig Wasser läuft im Organismus überhaupt nichts. Milliarden Stoffwechselreaktionen im Körper laufen ausschließlich mit Wasser ab. Mit Ausnahme von Sauerstoff macht sich kein Mangel an irgendeinem Stoff so schnell bemerkbar wie der Mangel an Wasser: Sie fühlen sich energielos, müde und erschlagen, wenn Sie nur wenige Stunden kein Wasser trinken. Wenn wir nur wenige Tage nichts zu trinken haben, sterben wir. Ohne Nahrung dagegen können wir Wochen und Monate überleben. Wasser ist der Ursprung allen Lebens!

Die meisten Menschen in den Zivilisationsländern leiden unter chronischem Wassermangel. Der normale Durstreflex ist degeneriert. „Ich habe keinen Durst" ist ein häufiger Ausspruch. Durch chronischen Wassermangel erlischt der natürliche Durstreflex. Es kommt zur Eindickung des Blutes, die Nieren sind überlastet, unbrauchbare, gar schädliche Stoffwechselendprodukte können nicht mehr ausgeschieden werden, die Zellen beginnen zu schrumpfen und Schaden zu nehmen, Müdigkeit und Leistungsminderung sind die ersten Folgen.

Am besten ist reines, klares Wasser ohne Zusätze von Kohlensäure, sogenanntes stilles Wasser oder Quellwasser. Wasser aus der Wasserleitung ist oft aufbereitet und sehr unterschiedlich in der Qualität, je nachdem aus welcher Gegend das Wasser stammt. Dazu kommt, dass in unserem Grundwasser oft künstliche Hormone nachgewiesen werden.

Trinken Sie täglich mindestens sechs bis acht Gläser gutes Wasser zusätzlich zu allen anderen Flüssigkeiten!

> **Trinkregeln**
> Eine Faustregel für die richtige Trinkmenge lautet:
> Dreißig Milliliter Wasser pro Kilogramm Körpergewicht.

Wenn Sie also zum Beispiel 60 Kilogramm wiegen, dann sollten Sie etwa 1,8 Liter Wasser am Tag trinken. Anders gesagt, sollten Sie wenigstens sechs bis acht Gläser Wasser pro Tag trinken.

18.3 Übersäuerung – Verschlackung – Vergiftung – Krankheit

Die Substanzen in unserem Körper, wie das Blut, der Speichel, die Verdauungssäfte, weisen alle einen bestimmten pH-Wert auf. Da die Organe im Körper verschiedene Aufgaben haben, sind auch ihre pH-Werte verschieden. Durch die Forschung des Arztes und Chemikers Dr. Friedrich Sander wissen wir, dass unser Magen Salzsäure produziert und im Gleichgewicht dazu basisches Bicarbonat an das Blut abgibt, das dieses zur Neutralisation der im Stoffwechsel ständig anfallenden Säuren benötigt. Den Überschuss liefert es an die Verdauungsdrüsen in Leber, Bauchspeicheldrüse (Pankreas) und Dünndarm, die daraus täglich etwa fünf Liter Verdauungssäfte produzieren, die der Körper zur Verdauung der Nahrung, zur Neutralisation und Ausscheidung von Säuren braucht. Aber auch über die Atmung, die Haut und die Nieren werden Säuren ausgeschieden. Deshalb sind Bewegung und eine ausreichende Trinkmenge an Wasser nötig.

Unsere Ernährungsweise beeinflusst unsere Gesundheit daher grundlegend. Besonders deutlich wird dies bei den Auswirkungen unseres Essens auf den Säure-Base-Haushalt in allen Gewebesäften. Die Ernährung in den sogenannten „zivilisierten Ländern" ist säurebildend, da sie sehr fleischhaltig ist, reich an Zucker und Weißmehl und gleichzeitig arm an Gemüse, Obst und Salaten. Hinzu kommt der häufige Konsum säureproduzierender Genussmittel (Kaffee, schwarzer Tee, Nikotin, Alkohol) und der viele Stress, der ebenfalls Säuren produziert. Die meisten Menschen leben daher heute mit übersäuerten Körpersäften, ohne zu wissen, was das für ihre Gesundheit bedeutet. Jeder kennt die Auswirkungen des „sauren Regens" auf die Umwelt, über das „saure Körpermilieu" sind jedoch nur wenige richtig informiert. Von den Pflanzen wissen wir, dass sie in saurer Erde eingehen, und unsere Zellen reagieren irgendwann genauso.

Nach den Forschungen der Stoffwechselexperten Dr. Sander und Dr. Worlischek spielt ein saures Körpermilieu bei der Entstehung von Krankheiten eine große Rolle. Das heißt, dass ein beträchtlicher Teil aller akuten, chronischen und allergischen Krankheiten einschließlich Krebs durch einen zum Sauren hin verschobenen Säuren-Base-Haushalt mit verursacht wird. Unser Organismus kann alle seine Stoffwechselreaktionen nur dann richtig und für unsere Gesundheit förderlich ablaufen lassen, wenn sein Säure-Base-Haushalt im Gleichgewicht ist.

18.4 Ernährung und Orthomolekulare Medizin – Nährstoffe als Medizin

Vitamine, Mineralstoffe, Spurenelemente, Aminosäuren, Fettsäuren, Enzyme und noch manch andere Stoffe werden als Vitalstoffe bezeichnet und sind nicht nur für unsere Gesundheitsvorsorge wichtig. Sie lassen sich hochdosiert ebenso als Therapeutika bei vielen Krankheiten einsetzen. Prof. Linus Pauling, Träger des Chemie- und des Friedensnobelpreises, war einer der ersten, der diese Bedeutung der Vitalstoffe für die Gesundheit erkannte. Von ihm stammt auch die Bezeichnung „Orthomolekulare Medizin" (von griechisch orthos = richtig, also bedeutet der Name „Medizin der richtigen Moleküle"). In den USA wird sie seit mehr als 30 Jahren erfolgreich praktiziert. Bei uns gewinnt sie erst nach und nach an Bedeutung, bislang haben in Deutschland nur wenige Mediziner und Heilpraktiker die Orthomolekulare Medizin in ihren Behandlungsplan aufgenommen.

Ein Mangel an lebenswichtigen Nähr- und Vitalstoffen führt unweigerlich zu Krankheit. Besonders tückisch dabei ist, dass es Jahre dauern kann, bis erste Krankheitszeichen auftauchen. Der Körper versucht, solange er irgendwie kann, mit dem Mangel zu wirtschaften. Dennoch entstehen mit der Zeit massive Erkrankungen. Die Liste der ernährungsbedingten Krankheiten reicht vom Bluthochdruck über Zuckerkrankheit und rheumatischen Erkrankungen bis hin zu Krebs und massiven psychischen Problemen. Dass dabei auch immer das Hormonsystem ins Ungleichgewicht gerät, versteht sich von selbst. Daher ist eine gesunde Ernährung die Grundvoraussetzung, wenn wir wieder in Balance kommen wollen.

Um eine Veränderung des Lebensstils, eine gesündere Ernährung und den Verzicht auf Suchtmittel und krank machende Substanzen kommt man auch bei dieser Behandlung mit den

„richtigen Molekülen" nicht herum. Denn das sind die Grundbausteine unserer Gesundheit, liefern sie uns doch das, woraus unser Körper später besteht. Und wer auf all diese Dinge nicht achtet, der rutscht schnell in einen Nährstoffmangel – mitten in unserer Überflussgesellschaft.

So absurd das klingen mag, die Gründe sind vielfältig: Raffinierter Zucker und Weißmehlprodukte liefern außer Kalorien nichts, was uns nähren könnte, verbrauchen aber im Körper zum Beispiel B-Vitamine. Der Gehalt an Vitalstoffen bei Obst und Gemüse sinkt mit der Dauer ihrer Lagerung, den langen Transportwegen, geringer Kühlung und nicht zuletzt durch die Verarmung unserer Böden. Durch die industrielle Verarbeitung unserer Nahrungsmittel zu den allseits beliebten Fertigprodukten werden große Mengen dieser lebenswichtigen Stoffe vernichtet. Alkohol-, Nikotin- und Tablettenkonsum sind Faktoren, die zu einem vermehrten Verbrauch an Vitaminen, Mineralstoffen und Spurenelementen führen, ebenso wie Stress und ein Zuviel an tierischen Eiweißen aus Fleisch, Wurst und Milchprodukten. Und nicht zuletzt verbraucht der Stoffwechsel zum Abbau moderner Gifte aus der Umwelt wie Kunstdünger, Pestizide, Insektizide, Lösungsmittel, Konservierungsstoffe und anderes unsere Vitalstoffe.

18.5 Licht und Tagesrhythmus

Das künstliche Licht von Energiespar- und Fluoreszenzlampen enthält im Vergleich zum natürlichen Tageslicht einen viel zu hohen kurzwelligen Blauanteil. Das stört nicht nur unser Hormonsystem, sondern auch das Auge kann Schaden nehmen. Trotz massenhafter Proteste beschloss die EU, dass normale Glühbirnen ab dem Jahr 2012 nicht mehr verkauft werden und stattdessen nur noch Energiesparlampen im Handel sein dürfen. Das kalte Licht der Energiesparlampe ist jedoch gesundheitlich bedenklich und der ökologische Effekt hält – trotz des geringeren Energieaufwandes für das Licht – keiner seriösen Prüfung stand. Insbesondere das in den Lampen verarbeitete Quecksilber ist äußerst kritisch zu betrachten.

Obendrein weisen viele neue Studien auf einen Zusammenhang zwischen Kunstlicht, Hormonsystem und Krebs hin. Durch die künstlich verlängerte Periode der Helligkeit gerät unsere innere Uhr aus dem Takt und der Körper bildet zu wenig von dem Schlafhormon Melatonin. Melatonin und Brustkrebs hängen eng zusammen: Zum einen verlangsamt Melatonin das Wachstum von Tumoren, zum anderen hemmt es jedoch die Produktion von Östrogenen. Wird weniger Melatonin gebildet, steigt also der Östrogenspiegel. Und Östrogene spielen eine wichtige Rolle bei der Entstehung von Brustkrebs.

An der Medizinischen Hochschule der *Harvard*-Universität lagern die Daten von 120.000 Krankenschwestern, die jedes Jahr Fragebogen zu ihrer Gesundheit ausfüllen. Und tatsächlich: Je öfter die Krankenschwestern nachts arbeiten, desto häufiger erkranken sie an Brustkrebs. Blutproben zeigten: Nachtschwestern haben deutlich weniger Melatonin und mehr Östrogene im Blut. Entsprechend zeigte eine Untersuchung an blinden Frauen, dass diese weniger häufig an Brustkrebs erkranken als Sehende. Am *Institut für Arbeitsmedizin, Sozialmedizin und Sozialhygiene* der Uniklinik Köln hat man rund 30 Studien aus der ganzen Welt zum Thema Schichtarbeit und Krebs ausgewertet. Besonderes Augenmerk wurde dabei auf externe Zeitgeber, insbesondere das Licht gelegt. Ein zentrales Ergebnis dieser Analysen ist, dass sich eine deutliche Risikoerhöhung für Krebs zeigt. Als besonders gefährdet wurde Flugpersonal eingestuft: Im Vergleich zu Berufsgruppen mit geregelten Arbeitszeiten ließ sich eine 70-prozentige Erhöhung des Brustkrebsrisikos und eine 40-prozentige Erhöhung des Prostatakrebsrisikos errechnen. All diese Untersuchungen und Erkenntnisse lassen nur einen Schluss zu: Es ist von enormer Wichtigkeit, sich in seinem Lebensrhythmus nicht zu weit vom natürlichen Hell-Dunkel-Rhythmus zu entfernen und einen möglichst geregelten Tagesablauf anzustreben. Sind Sie über viele Stunden am Tag auf künstliches Licht angewiesen, so ziehen Sie die Anschaffung einer sogenannten Tageslichtlampe in Erwägung. Sie strahlt ein dem natürlichen Licht sehr ähnliches Licht ab und kann damit Ihre Gesundheit tagtäglich unterstützen.

Übersicht über Beschwerden und Krankheiten, die auch mit einem Hormonungleichgewicht in Zusammenhang stehen können

„Neun Zehntel unseres Glückes beruhen allein auf der Gesundheit. Mit ihr wird alles eine Quelle des Genusses. Hingegen ist ohne sie kein äußeres Gut, welcher Art es auch sei, genießbar."

ARTHUR SCHOPENHAUER

Beschwerden und möglicher Hintergrund

Akne und ölige Haut: Progesterondefizit, hoher Testosteron- und hoher DHEA-Spiegel, Eierstockzysten

Allergien: Progesteronmangel, Östrogendominanz, niedriger Cortisolspiegel, DHEA-Mangel

Alopezie: s. Haarausfall

Andropause: (siehe auch Kapitel 10) Wechseljahre beim Mann, sinkende Spiegel an Progesteron und Östradiol; Beschwerden beginnen in der Regel zehn Jahre später als bei der Frau.

Angstzustände: Progesteronmangel, DHEA-Mangel, Östrogendominanz, anhaltender Stress, Schilddrüsenfunktionsstörung, aber auch Schlafmangel, zu viel Koffein, Energydrinks, Diäten, Medikamente, Vitamin-B-Mangel, zu viel Computer und Fernsehen

Arthrosen: s. Gelenkprobleme

Augenringe: Cortisol- und DHEA-Mangel, Schilddrüsenfunktionsstörung

Autoimmunerkrankungen wie Morbus Hashimoto, Lupus erythematodes, Multiple Sklerose: Progesteron- , Cortisol- und DHEA-Mangel

Bartwuchs bei der Frau: zu viele Androgene wie DHEA oder Testosteron und zu wenig Progesteron und Östrogene

Bauchfett: Östrogendominanz, Testosteronmangel, hoher Cortisolspiegel, niedriges DHEA, Insulinresistenz, Schilddrüsenfunktionsstörung

Bindegewebsschwäche/Venenbeschwerden: Progesteronmangel, DHEA-Mangel, Östrogendominanz

Blasenschwäche/Inkontinenz zum Beispiel beim Husten, Niesen oder Lachen: Fehlen von Progesteron, Östriol und DHEA, generell niedriger Hormonspiegel, nach einer Entfernung der Gebärmutter

Blasenentzündung: häufigster Verursacher sind die „Pille", Progesteronmangel und Östriolmangel

Blutdruckschwankungen: oft DHEA- oder Cortisolmangel/ Schilddrüsenfunktionsstörung

Blutungsstörung, Zyklusstörungen: Östrogendominanz, Progesteronmangel

Brustzysten: Östrogendominanz, Progesteronmangel

Burn-out-Syndrom, Erschöpfung: Cortisol- und DHEA-Mangel, Schilddrüsenfunktionsstörung

Daumengelenkschmerzen: Progesteronmangel, Östrogenmangel

Depression: Östrogen zu hoch oder zu niedrig, Progesteron- mangel, DHEA-Mangel, Vitamin-B- Mangel

Dyspnoe – Kurzatmigkeit: Progesteronmangel, DHEA-Mangel

Empfängnisunfähigkeit, Abgänge, Frühgeburten:
Progesteronmangel

Emotionen, schwankende (Aggression, Depression):
Progesteronmangel, Östrogendominanz, DHEA-Mangel,
Schilddrüsenfunktionsstörung

Endometriose: Progesteronmangel kann eine von vielen Ursachen sein.

Entzündungen generell/erhöhte Infektanfälligkeit:
Cortisolmangel, DHEA-Mangel, hormonelles Ungleichgewicht, bei chronischen Entzündungen oft DHEA-Mangel
und Progesteronmangel, aber auch Mineralstoffmangel
(Zink, Selen, Chrom) und Vitaminmangel (B-Komplex und
Vitamin E)

Eierstockzysten: Progesteronmangel und Östrogenüberschuss

Empfindlichkeit der Brust: Progesteronmangel und
Östrogenüberschuss

Erschöpfung, schnelle: s. Müdigkeit, chronisch

Fetteinlagerung „Schwimmring": Östrogenüberschuss, DHEA-Mangel, Schilddrüsenfunktionsstörung

Fettleibigkeit, krankhafte: s. Gewichtszunahme

Fibrome (Myome in der Gebärmutter): Östrogendominanz,
Progesteronmangel

Fibromyalgie u.a.: hormonelles Ungleichgewicht, auch Neurotransmitter-Störung und Vitalstoffmangel

Ganglion, Überbein: Progesteronmangel, DHEA-Mangel

Gedächtnisstörungen: Stress, hoher Cortisolspiegel, Östrogendominanz, Progesteronmangel, DHEA-Mangel

Gelenkbeschwerden, wechselnde, wandernde an Knie, Schulter,
Ellenbogen, Finger- und Handgelenken (CTS =
Carpaltunnelsyndrom): Progesteronmangel, Östrogenmangel, DHEA-Mangel, Schilddrüsenstörung

Geräuschempfindlichkeit: Cortisolmangel, DHEA-Mangel,
Progesteronmangel

Haarausfall (Alopezie): Übermaß an Testosteron und Östrogen, fehlendes Progesteron, zu viel denaturierte Kohlehydrate, Östrogendominanz, Schilddrüsenunterfunktion, Mangel an Aminosäuren und Vitalstoffen, wie Vitaminen, Mineralien, Spurenelementen

Haare an Kinn und Oberlippe bei Frauen: Progesteronmangel, Nebennierenrinde stellt benötigte Hormone dann aus DHEA her. Dies führt zu vermehrter Bildung männlicher Hormone, die normalerweise bei Frauen nur in kleinen Mengen gebildet werden.

Harnwegsirritationen, Entzündungen, häufige Infekte: Progesteronmangel, Östrogen zu niedrig, bakterielle Infektion, „Pille"

Hashimoto = Morbus Hashimoto (Entzündung der Schilddrüse): Östrogendominanz, Progesteronmangel, Hormon-Spirale, die Pille und Mineralstoffmangel (Selen)

Haut, dünne: Sehr hohes oder sehr niedriges Cortisol, niedriger Östrogen-, Testosteron- und DHEA-Spiegel und Progesteronmangel

Herzgegend, Druck und Brennen: Progesteronmangel

Herzinfarkt bei Männern: oft auch Progesteronmangel, hormonelles Ungleichgewicht

Herzklopfen: Progesteronmangel, niedriger Cortisol-, DHEA- und Testosteronspiegel

Herzrhythmusstörungen: Progesteronmangel, Schilddrüsenfunktionsstörung, DHEA-Mangel

Hirsutismus: s. Haare an Kinn und Oberlippe bei Frauen: in erster Linie genetisch bedingt, hormonelles Ungleichgewicht

Hitzewallungen: niedriger Östrogen- und Progesteronspiegel, schwankende Hormonwerte während der Menopause

Hören, Schwerhörigkeit, Hörsturz: Progesteronmangel, Östrogendominanz, Cortisol- und DHEA-Mangel

Hypoglykämie – niedriger Blutzuckerspiegel: Östrogendominanz, Progesteronmangel, niedriger Cortisolspiegel

Impotenz: Testosteronmangel, Medikamente, Schilddrüsenfunktionsstörungen

Infektanfälligkeit: s. Entzündungen

Kalte Hände und Füße: Östrogendominanz in Wechselwirkung mit Schilddrüsenfunktionsstörungen, Unterfunktion der Schilddrüse (Hypothyreose)

Konzentrationsschwäche, umnebeltes Denken: Östrogen- und Progesteronmangel, niedriger Testosteron- und DHEA-Spiegel, Östrogendominanz, Hypoglykämie (niedriger Blutzuckerspiegel), Schilddrüsenunterfunktion

Koordinationsprobleme: Progesteronmangel, DHEA-Mangel, hormonelles Ungleichgewicht

Kopfschmerzen und Migräne: Östrogendominanz, Progesteronmangel, speziell prämenstruell

Krämpfe und Verspannungen: Progesteronmangel, Mineralstoffmangel

Krebs: auch hormonelles Ungleichgewicht, künstliche Hormonersatztherapie

Kurzatmigkeit – Dyspnoe: Progesteronmangel, DHEA-Mangel

Launen, extreme: hormonelles Ungleichgewicht, Progesteronmangel, DHEA-Mangel

Libido, verminderte: niedriges Testosteron, DHEA, Progesteron, Östrogendominanz

Lupus erythematodes: s. Autoimmunerkrankungen

Mastopathie: Östradiol zu hoch (Hormonersatztherapie, „Pille"), Östrogendominanz

Migräne: Progesteronmangel und DHEA-Mangel, Östrogendominanz

Missempfindungen/CTS = Carpaltunnelsyndrom, unruhige Beine = restless legs, Kribbeln in Armen und Beinen Östrogendominanz, Progesteronmangel, DHEA-Mangel, Mineralstoffmangel, Vitamin-B-Mangel

Morbus Hashimoto: s. Autoimmunerkrankungen

Müdigkeit, chronisch: Schilddrüsenunterfunktion, Cortisolmangel, Östrogendominanz, DHEA-Mangel, Stress, Schlafmangel

Multiple Sklerose: s. Autoimmunerkrankungen

Muskelschwäche: Niedriges Cortisol, Progesteronmangel, DHEA-Mangel, Testosteronmangel, Schilddrüsenfunktionsstörung

Myome: s. Fibrome

Nachtschweiß: Schwankende Östrogenspiegel, Progesteronmangel, Östrogenmangel, Östrogendominanz, Schilddrüsenfunktionsstörung (Hyperthyreose)

Osteopenie = verringerte Knochenmasse (keine Osteoporose!): Niedriges Progesteron, DHEA-Mangel, niedriges Östrogen

Osteoporose = deutlich verringerte Knochenmasse mit der Gefahr von Wirbelkörpereinbrüchen oder Schenkelhalsbrüchen bei Sturz: Progesteronmangel; Dr. John R. Lee (siehe Anhang) wies nach, dass durch Progesterontherapie innerhalb weniger Jahre 15 Prozent neue Knochenmasse entstehen kann.

Panikattacken, Phobien: Progesteronmangel, Östrogendominanz, DHEA-Mangel, Schilddrüsenfunktionsstörung

Paradontose, Zahnfleischprobleme: Progesteronmangel

Prämenstruelles Syndrom (PMS = Schmerzen vor der Periode): Progesteronmangel, Magnesiummangel, Vitamin-E-Mangel

Prostatabeschwerden: Progesteronmangel, Zinkmangel

Reizbarkeit: Niedriger Östrogen- und Progesteronspiegel, Östrogendominanz, hoher Testosteronspiegel, niedriges DHEA, Übermaß an Cortisol

Rheuma: s. Arthrose, Fibromyalgie

Schilddrüsenfunktionsstörungen: Unausgewogener Hormonhaushalt, Progesteronmangel

Schilddrüsenentzündung (Morbus Hashimoto): Progesteronmangel, Selenmangel

Schläfrigkeit: Übermaß an Progesteron, kommt nur bei oraler Einnahme und bei grober Überdosierung vor, Schilddrüsenunterfunktion

Schlafstörungen: Schilddrüse, Progesteronmangel, DHEA-Mangel

Schleimhäute, trockene: Östriolmangel, Progesteronmangel

Schmerzen: Niedriger Cortisolspiegel, Östrogendominanz, Progesteronmangel, niedriges Testosteron und DHEA, Schilddrüsenfunktionsstörung

Schmerzen beim Geschlechtsverkehr: Östriolmangel

Schmerzen in der Gallenblase: Östrogendominanz, Progesteronmangel

Schnarchen: Progesteronmangel, DHEA-Mangel

Schweißausbrüche: s. Hitzewallungen

Schwindel: Progesteronmangel, DHEA-Mangel, Cortisolmangel

Schwitzen, vermehrtes: Schilddrüsenüberfunktion, Östrogendominanz, Östrogenmangel, Progesteronmangel

Sehstörungen: Progesteronmangel, Östrogendominanz

Sexuelle Lustlosigkeit (Libidoverlust): DHEA-, Testosteron-, Progesteronmangel oder Östrogendominanz

Spermaqualität, mangelnde: Progesteron ist oft hilfreich

Stimmungsschwankungen, zyklische: Progesteronmangel, Östrogendominanz

Tränenausbrüche: Progesteronmangel, DHEA-Mangel, hormonelles Ungleichgewicht, Wechseljahre

Trockene Augen: s. auch Schleimhäute; Östriol-, Progesteronmangel

Trockene Haut: Östrogenmangel, Östrogendominanz, Schilddrüsenstörung

Trockenes, sprödes Haar: niedriger Progesteronspiegel, Östrogendominanz verursacht Schilddrüsenunterfunktion

Trockenheit der Schleimhäute: Östriolmangel, DHEA-Mangel

Trockene Vagina: Östriolmangel

Übergewicht: Schilddrüsenfunktionsstörung, Östrogendominanz, DHEA-Mangel, Cortisolmangel

Übersensibilität: Östrogendominanz, Progesteronmangel, DHEA-Mangel

Venenprobleme: Progesteronmangel, DHEA-Mangel

Vitiligo/Weißfleckenkrankheit: Cortisolmangel, Progesteronmangel, DHEA-Mangel

Verdauung, träge: DHEA zu niedrig, Schilddrüsenunterfunktion (Hypothyreose)

Vergesslichkeit: Progesteronmangel, Östrogendominanz, DHEA-Mangel, Stress, Schilddrüsenfunktionsstörung

Wassereinlagerungen: Östrogendominanz, Progesteronmangel

Wechseljahrsbeschwerden: Progesteronmangel, Östrogendominanz, Östrogenmangel, Schilddrüsenfunktionsstörung

Weinen: Östrogendominanz, Progesteronmangel, DHEA-Mangel, Cortisolmangel, Schilddrüsenfunktionsstörung

Wochenbettprobleme: Progesteronmangel

Zahnfleischprobleme: s. Paradontose

Zwischenblutungen: Progesteronmangel, Schilddrüsenunterfunktion

Zyklusstörungen, Blutungsstörungen: Progesteronmangel, Östrogendominanz, Schilddrüsenfunktionsstörung

Zysten am Eierstock und/oder Brustzysten: Östrogendominanz, Progesteronmangel

Häufige Fragen und ihre Antworten

„Verstehen kann man das Leben rückwärts;
leben muss man es aber vorwärts."

SÖREN KIERKEGAARD

Allgemeine Fragen:

Was sind Hormone?

Hormone sind Botenstoffe im Körper, die in den Drüsenzellen verschiedener Organsysteme gebildet und anschließend ins Blut abgegeben werden. Sie gelangen zu den Zellen, an denen über spezielle Rezeptoren bestimmte Informationen übermittelt werden. Hormone haben vielfältige und lebenswichtige Aufgaben, vom Blutzuckerspiegel über den Wasserhaushalt und den Blutdruck bis hin zur Schwangerschaft. Wir denken bei Hormonen meist an Geschlechtshormone, obwohl es unzählige andere Hormone im Körper gibt.

Was ist der Unterschied zwischen künstlichen und naturidentischen/bioidentischen Hormonen?

Bioidentische oder naturidentische Hormone sind Hormone, deren biochemische Struktur identisch ist mit den körpereigenen, natürlichen Hormonen. Naturidentische Hormone wirken sanft und ohne Nebenwirkungen, da sie, wie das Schlüssel-Schloss-Prinzip, genau wie die natürlichen Originalhormone in deren Rezeptoren (Bindungsstellen an den Zielzellen) passen. Künstliche Hormone sind immer Fremdstoffe für den Körper, sie sollten besser Medikamente mit Hormonwirkung genannt werden, denn das sind sie auch. Kleinste molekulare Veränderungen dieser synthetischen Verbindungen haben enorme Auswirkungen. Sie unterliegen nicht mehr dem normalen Mechanismus des Ausscheidens, ihre Wirkung kann nicht gestoppt oder aufgehoben werden, die Rezeptoren für die natürlichen Hormone werden blockiert. Die Harmonie und das Gleichgewicht eines gesunden Stoffwechsels gehen verloren. Da das Immunsystem, das Hormonsystem und das Nervensystem eng miteinander verknüpft sind, verändern sich viele Stoffwechselprozesse durch körperfremde Hormone, es entstehen Beschwerden oder Krankheiten, und das Risiko für Krebs, Herzinfarkt und Schlaganfall erhöht sich unverhältnismäßig.

Welche Krankheiten und Beschwerden können mit einem gestörten Hormonhaushalt zusammenhängen?

Schilddrüsenprobleme, Schlafstörungen, Gelenkbeschwerden, Wassereinlagerungen, Schwindelgefühle, Herzrhythmusstörungen, Druck und Brennen in der Herzgegend, Prostatabeschwerden, Impotenz, Migräne, PMS (Schmerzen vor der Regel), Osteoporose, Wechseljahrsbeschwerden, vermehrtes Schwitzen, Hitzewallungen, Angst- und Panikattacken, Blutdruckschwankungen, schnelle Erschöpfung, Energielosigkeit, Depressionen, Konzentrationsstörungen, Gewichtszu- oder abnahme, krankhafte Fettleibigkeit, aber auch Autoimmunerkrankungen wie Morbus Hashimoto, Lupus erythematodes, Multiple Sklerose (MS), Fibromyalgie und viele andere mehr.

Was sind die häufigsten Gründe für ein Hormonungleichgewicht?

Stress, falsche Ernährung, mangelnde Bewegung, Medikamente mit Hormonwirkung, wie die „Pille", Hormonspirale, Hormonersatztherapie (HET), Umweltgifte und seelische Belastungen.

Wie lange soll man naturidentische Hormone nehmen?

So lange wie Beschwerden bestehen. Durch die Erfahrung der letzten Jahrzehnte wissen wir, dass sie unbedenklich auch über viele Jahre gegeben werden können.

Warum hört man so wenig über eine Behandlung mit naturidentischen Hormonen?

Dies liegt eindeutig an kommerziellen Interessen. Alles, was in der Natur vorkommt, kann nicht patentiert werden und ist damit für die Pharmaindustrie uninteressant. Also werden die Stoffe, die in der Natur vorkommen, im Labor künstlich verändert, können dann patentiert und mit großem Gewinn vermarktet werden. Der entscheidende Nachteil ist, dass sie nicht mehr identisch sind mit den Hormonen, die natürlicherweise in unserem Körper vorkommen. Daher haben sie nur noch Teilwirkungen, dafür teilweise jedoch erhebliche unerwünschte und schädliche Wirkungen.

Warum weiß meine Ärztin/mein Arzt so wenig über dieses Thema?

Ärztinnen und Ärzte erfahren während ihres Studiums und ihrer Ausbildung sehr wenig bis gar nichts über die Therapie mit naturidentischen Hormonen. Auch in anschließenden Weiterbildungen ist der Bereich der Naturheilkunde immer noch ein Randgebiet.

Wo gibt es in meiner Nähe jemanden, der sich in der Behandlung mit bioidentischen Hormonen auskennt?

Auf unseren Webseiten finden Sie eine Liste von Ärztinnen und Ärzten, die Erfahrung mit dem Einsatz und der Behandlung biologischer Hormone haben. Diese Liste kann auch mit Ihrer Hilfe immer länger werden. Ergänzend dazu muss allerdings noch einiges gesagt werden: Die Therapie mit naturidentischem Progesteron ist trotz allem eine Hormontherapie. Hormone sind in Deutschland, Österreich und der Schweiz verschreibungspflichtig. Die Therapie mit biologischen Hormonen gehört deshalb in die Hände von kundigen Ärztinnen und Ärzten.

Gehe ich durch die Einnahme von natürlichen, biologischen Hormonen ein erhöhtes Krebsrisiko ein?

Nein, bisher sind bei einer Therapie mit naturidentischen Hormonen bei richtiger Anwendung keine Nebenwirkungen bekannt. Neuere Studien belegen überdies einen Schutz vor Krebs.

Kann ich durch die Anwendung der Progesteroncreme meine Periode wieder bekommen?

Möglicherweise ja, je nach Alter, entweder einmalig als Abbruchblutung der vorhandenen Schleimhaut oder wenn die Eierstöcke noch reagieren auch mehrmals oder wieder regelmäßig.

Es hängt von mehreren Faktoren ab, unter anderem vom Alter.

Fragen zu Östrogen:

Wofür ist Östrogen gut und warum gibt es verschiedene Arten von Östrogen?

Beim Östrogen handelt es sich um eine Gruppe von Hormonen. Die drei wichtigsten Vertreter sind das Östron (E1), die Speicherform, das Östradiol (E2), das Haupthormon der Östrogene, „das, was eine Frau zur Frau macht", und das Östriol (E3), das „Schleimhautöstrogen". Östradiol bewirkt in der Pubertät die Ausbildung der typischen weiblichen Geschlechtsmerkmale, Östriol erhält die Blase und die Schleimhäute im Körper gesund. Östrogene sind für den Eisprung verantwortlich, sie bereiten die Gebärmutter auf eine mögliche Schwangerschaft vor und haben noch viele andere Aufgaben im Körper.

Sollen Frauen auch Östrogene bekommen?

Zur Beantwortung dieser Frage sind die Ergebnisse eines Speicheltests ausschlaggebend. Die meisten Frauen brauchen bei der Anwendung von natürlichem Progesteron kein zusätzliches Östrogen. Ausnahmen sind sehr schlanke und zierliche Frauen, die kaum Fettzellen im Körper haben, sie benötigen Östrogene als Östradiol in der richtigen Dosierung zum Progesteron. Bei Scheidentrockenheit und Hitzewallungen reicht aber meist eine Östriolsalbe.

Wann spricht man von einer Östrogendominanz?

Wenn im Verhältnis zu viel Östradiol und zu wenig Progesteron im Körper vorhanden ist. Unbalanciertes Östrogen ist immer mit gesundheitlichen Störungen verbunden.

Welches sind die häufigsten Symptome einer Östrogendominanz?

Schilddrüsenstörung, Myome und Zysten, Brustschmerzen, Blutungsstörungen, vermehrtes Fettgewebe an Bauch, Hüften und Oberschenkeln, Ödeme, Völlegefühl, Gefühl von „Aufgeblasensein", depressive Verstimmungen, innere Unruhe, Ängste, Panikattacken, Schwindelgefühle, Stimmungsschwankungen, Reizbarkeit, Konzentrationsstörungen, Kopfschmerzen und Migräne.

Wie behandelt man eine Östrogendominanz?

Nach einem Speicheltest wird das fehlende Hormon Progesteron in seiner biologischen Form und in der benötigten Dosis gegeben.

Warum wird so viel mehr Wert auf Östrogen gelegt und warum hört man so wenig über Progesteron?

Dies hat etwas mit der Geschichte der Hormone zu tun, mit ihrer Entdeckung und der Vermarktung durch die Pharmaindustrie.

Fragen zu Progesteron:

Was ist Progesteron?

Progesteron ist das Hormon, das zum Beispiel in der zweiten Zyklushälfte bei fruchtbaren Frauen im Eierstock gebildet wird. Es ist das Schwangerschaftshormon (lat. pro gestare = für das Tragen, also für die Schwangerschaft). Es ist sowohl ein Hormon mit eigener Wirkung, wird bei Bedarf aber auch in andere Hormone umgewandelt, da es ein Vorläufer von Cortison, Testosteron und den Östrogenen ist. Progesteron kommt bei allen Wirbeltieren, bei Kindern, Männern und Frauen vor, es ist ein geschlechtsneutrales Hormon, das unverzichtbar für unsere

Gesundheit ist. Männer bilden Progesteron in den Nebennieren und in den Hoden.

Warum natürliches Progesteron?

Weil es mit dem Progesteron des Körpers völlig identisch ist und deshalb ohne Probleme oder Nebenwirkungen vom Körper verstoffwechselt werden kann.

Wie wirkt natürliches Progesteron?

Progesteron verbessert einerseits die Östrogenwirkung und andererseits gleicht es dessen überschießende Wirkung aus. Es hat aber auch viele weitere Aufgaben im Körper, um uns gesund und leistungsfähig zu erhalten. Progesteron ist auch noch die Vorstufe anderer Hormone wie dem Stresshormon Cortisol (beziehungsweise seiner Vorstufe Kortison), dem Testosteron und den Östrogenen. Es baut Nervenhüllen auf, reguliert unsere Blutgerinnung, wirkt angstlösend und emotional stabilisierend, krampflösend, kurz, ohne genügend Progesteron im Körper geht es uns schlecht, egal ob Mann oder Frau.

Wie weiß ich, ob ich einen Progesteronmangel habe?

Bei der Frau beginnen häufig die Probleme mit PMS, Zysten in der Brust und in den Eierstöcken, Myomen in der Gebärmutter, heftigen und verlängerten Regelblutungen, Herzrhythmusstörungen, Blasenproblemen und Gemütsschwankungen.

Beim Mann können sich Beschwerden mit der Prostata, Nachlassen der Erektion und eine Gewichtszunahme durch einen Rückgang der Hormonproduktion einstellen. Bei beiden Geschlechtern können aber auch andere Störungen Hinweise sein: Depressionen, ein Gefühl der Sinnlosigkeit, Vergesslichkeit, Schlafstörungen, Nachlassen der Libido, Leistungsabfall und Blutdruckschwankungen.

Sicherheit, dass es sich um einen Progesteronmangel handelt, liefert jedoch nur ein Speicheltest.

Bei welchen Beschwerden hilft natürliches Progesteron?

Progesteron kann helfen bei Beschwerden vor und während der Menstruation, bei Brustspannen, Brustschmerzen, Zysten in der Brust, Zysten in den Eierstöcken, bei Myomen in der Gebärmutter, bei Beschwerden der Wechseljahre, es ist ein natürliches Antidepressivum, wirkt psychisch ausgleichend und stabilisierend, normalisiert die Blutgerinnung, reduziert dadurch die Gefahr von Schlaganfall und Embolien, verbessert die Schilddrüsenfunktion, hilft Fett in Energie umzuwandeln, wirkt ausschwemmend und reguliert so Ödeme und hohen Blutdruck, stärkt Gefäßwände und verbessert Venenbeschwerden, schützt vor Brust- und Gebärmutterkrebs, schützt vor Herzerkrankungen, verbessert die Konzentration und die Gedächtnisleistung, verbessert den Schlaf und die Schlafqualität, wirkt knochenaufbauend und bessert so auch Osteoporose und hat im Gegensatz zu künstlichen Hormonen keine unerwünschten Wirkungen und Kontraindikationen.

Wie wende ich natürliches Progesteron an?

Progesteron ist fettlöslich und hautgängig. Deshalb wird es in einer Cremegrundlage mit Vitamin E besonders gut aufgenommen. Diese Art der Anwendung macht es auch möglich, mit einer geringeren Hormonmenge auszukommen. Sie ist besonders schonend, da die Leber als Stoffwechselstation umgangen wird. Natürliche Progesteroncreme zieht schnell in die Haut ein und wird vom darunter liegenden Bindegewebe aufgenommen. So gelangt das Progesteron in den Blutkreislauf. Von dort wird es zu den Progesteron-Rezeptoren im gesamten Körper transportiert.

Frauen, die die Creme nicht mögen, können natürliche Hormone auch als Kapsel einnehmen. Hier wird allerdings eine größere Menge benötigt, da diese über die Leber verstoffwechselt wird (sogenannte Leberpassage). Eine Alternative ist es, diese Kapseln vaginal (in die Scheide einführen) oder rektal (in den Enddarm einführen) zu benutzen, da sie dann über die dortigen Schleimhäute aufgenommen werden und so die Leber umgehen. Allerdings ist die Dosis der Kapseln (100 mg) oft zu hoch. Es gibt inzwischen einige Apotheken, die mikronisierte Kapseln herstellen, die sich erst im Dünndarm auflösen.

Wo gibt es die Progesteroncreme? Wie heißt sie?

Es gibt ein einprozentiges Gel im Handel, das gegen Brustspannen verschrieben wird. Dies ist für die Behandlung bei Progesteronmangel zu schwach. Da es keine fertige dreiprozentige oder höher dosierte Creme gibt, kann im Prinzip jeder Apotheker sie herstellen. Der Preis liegt zwischen 15 und 30 Euro, je nach Menge. Da die Creme nicht firmenbezogen ist, sondern in Apotheken hergestellt wird, heißt sie meistens schlichtweg „Progesteroncreme" oder „Progesterongel".

Wie schnell wirkt Progesteron?

Einige Frauen erzielen sofortige Ergebnisse mit der Anwendung von natürlichem Progesteron, bei anderen kann es einige Wochen dauern, bis eine spürbare Wirkung eintritt.

Fragen zu den Wechseljahren:

Gibt es die Möglichkeit, Wechseljahrsbeschwerden durch eine Behandlung mit natürlichen Hormonen zu vermeiden?

Ja, natürlich.

Was geschieht in den Wechseljahren mit meinem Körper?

Wenn die Produktion von Östrogen durch die Eierstöcke nachlässt, ist meist schon einige Jahre vorher die Progesteronproduktion geringer geworden. Dadurch stimmt das Gleichgewicht der Hormone nicht mehr. Erstes Anzeichen der beginnenden Wechseljahre ist oft die plötzlich unregelmäßig auftretende Periodenblutung.

Was sind die häufigsten Beschwerden der beginnenden Wechseljahre?

Schlafstörungen, Nachtschweiß, Schwindel, Blutdruckschwankungen, Hitzewallungen, Kreislaufstörungen, Herzbeschwerden, Stimmungswechsel, depressive Verstimmungen, Angstzustände, Gelenkschmerzen an Schulter, Hüfte, Hand- und Daumengelenken, meist wandernd und unabhängig von Belastungen. Dieselben Beschwerden treten auch nach der chirurgischen Entfernung der Eierstöcke/Ovarien (Adnektomie) auf oder können in milderer Form auch nach einer Gebärmutterentfernung (Hysterektomie) auftreten.

Wie hilft mir natürliches Progesteron?

Natürliches Progesteron mildert die vielen Symptome der Menopause und bringt sie größtenteils völlig zum Verschwinden. Es gleicht ein Überwiegen des Östrogens aus (Östrogendominanz).

Muss ich mit Beschwerden in der Menopause rechnen?

Nein, die Menopause ist ein völlig natürlicher Zustand und es gibt Frauen, die so gut wie keine nennenswerten Beschwerden haben. Andere haben Hitzewallungen und Schweißausbrüche, aber auch nur vorübergehend. Einige der Frauen leiden unter massiveren Beschwerden, wie Schlaflosigkeit, Depression, Gewichtszunahme, Blutdruckschwankungen, Stimmungsschwankungen, Muskel- und Gelenkschmerzen, Schwindelgefühlen und manche Frauen haben heftige und lang anhaltende Beschwerden über Jahre hinweg.

Was sind die größten Risiken einer Hormonersatztherapie mit körperfremden Hormonen?

Der Körper kommt mit Stoffen in Kontakt, die er nicht kennt, nicht verstoffwechseln kann und die darüber hinaus die Rezeptoren für die körpereigenen Hormone besetzen. Dies führt zu einem Ungleichgewicht, das in den einfachsten Fällen Schlafstörungen, Erschöpfungszustände und Gewichtszunahme, aber auch massive Beschwerden bis hin zu ernsthaften Erkrankungen wie Schlaganfall, Krebs und Herzinfarkt nach sich ziehen kann.

Sind Phytoöstrogene eine wirkliche Alternative bei der Behandlung von Wechseljahrsbeschwerden?

Nein, denn sie sind ebenfalls körperfremd und helfen nur bei leichteren Beschwerden.

Fragen zur Hormonbestimmung:

Wie bekomme ich Klarheit über meinen Hormonstatus?

Ein Speicheltest vermittelt einen Überblick über den momentanen Hormonstatus.

Warum testet man diese Hormone besser und einfacher über den Speichel?

Geschlechtshormone werden aus Cholesterin gebildet und sind daher fettige Substanzen. Im Körper werden sie über das Blut verteilt, das wässrig ist. Daher brauchen sie ein „Transportvehikel", meist ein Eiweißmolekühl, damit sie im Blut schwimmen können.

Bei der Bestimmung im Blut haben wir die Summe aller Hormone, der an das Transportvehikel gebundenen und der ungebundenen. Wirksam sind aber nur die ungebundenen, freien, die dann auch im Speichel vorliegen. Gebundene Hormone gelangen nicht in den Speichel. Messungen aus dem Speichel sind bei Steroidhormonbestimmungen, zu denen die Sexualhormone gehören, von höherer Aussagekraft als die bisher üblichen Blutuntersuchungen. Es werden auch geringe hormonelle Veränderungen erkannt.

Welche Vorteile hat diese Methode?

Der Speicheltest ist für jede/n einfach zu machen, dieser Test lässt sich vollkommen eigenständig zum richtigen Zeitpunkt zu Hause durchführen. Die Messung im Speichel erfasst die freien aktiven Hormone, ohne Verfälschung durch Bindungsproteine. Die Probenentnahme ist schmerzlos, einfach durchzuführen und dabei kostengünstig. Zudem werden auch geringste hormonelle Veränderungen erkannt.

Wie weiß ich, ob ein Speicheltest für mich sinnvoll ist?

Im Buch finden Sie einen einfachen Fragebogen (siehe Kapitel 15.2), den Sie zur Orientierung ausfüllen können. Je mehr Punkte auf Sie zutreffen, desto wahrscheinlicher ist ein Hormonmangel oder ein hormonelles Ungleichgewicht. Liegt ein Verdacht bei Ihnen vor, sollten Sie Ihre Werte durch einen Speicheltest prüfen.

Wie kann ich mir den genauen Ablauf vorstellen?

Das Labor schickt Ihnen das angeforderte Test-Set zu und Sie können bequem und ganz einfach von zu Hause aus den Test durchführen. Eine genaue Beschreibung liegt bei. Wichtig zu wissen: Solange bei Frauen noch eine Periode besteht, sollte der Test in der zweiten Zyklushälfte vorgenommen werden, am besten am 22. Zyklustag (+/- zwei Tage). Wenn kein Zyklus mehr besteht, und bei Männern, spielt der Zeitpunkt der Testung keine Rolle. Ungefähr eine Woche nach Eingang Ihrer Probe erhalten Sie die Laborergebnisse mit einer ausführlichen Interpretation.

Welche Kosten kommen auf mich zu?

Pro ermitteltem Wert muss mit ca. 25 Euro gerechnet werden. Die Kosten werden direkt mit dem Labor abgerechnet. Es ergibt allerdings keinen Sinn, nur ein Hormon bestimmen zu lassen, wichtig sind die Verhältnisse der Hormone untereinander.

**Wann sollte man nach dem ersten Test erneut
seine Hormone testen?**

Eine erste Kontrolle ist je nach Beschwerden nach drei bis sechs Monaten sinnvoll und sollte dann etwa einmal im Jahr erfolgen, bei Beschwerden jederzeit.

Sollten auch Männer von dieser Methode Gebrauch machen?

Natürlich, auch Männer haben hormonelle Beschwerden und auch „Wechseljahre", also eine Zeit der hormonellen Veränderung und der nachlassenden Hormonleistung.

Was mache ich, wenn meine Ärztin/mein Arzt von einer Behandlung mit natürlichen Hormonen nichts wissen will?

Geben sie Ihrer Ärztin/Ihrem Arzt ein bisschen Zeit und die Möglichkeit, sich zu informieren. Wir haben eine Liste von Ärtzinnen und Ärzten erstellt, die mit der biologischen Hormontherapie vertraut sind.

Ist es sinnvoll bei Pilleneinnahme einen Speicheltest zu machen?

Ja, er zeigt, wie sehr die Eierstöcke in ihrer Funktion unterdrückt werden und ob zum ziemlich sicher vorhandenen Progesteronmangel auch eine Östrogendominanz besteht. Auch die mögliche Erschöpfung der Nebenniere kann dadurch gezeigt werden.

Das trifft auch auf die sog. Hormonspirale und auf andere Verhütungsmittel, wie dem Nuva-Ring, den Implantaten oder der 3-Monatsspritze zu.

Ist es sinnvoll bei einer bestehenden Schwangerschaft einen Speicheltest zu machen?

Es gibt noch keine genügende große Anzahl von Referenzwerten, so dass ich die Frage verneinen würde.

Progesteron ist ja das Schwangerschaft erhaltende Hormon, so spricht nichts dagegen in einer Frühschwangerschaft bei bestimmten Beschwerden wie Schwangerschaftsübelkeit oder drohendem Frühabort Progesteron in ausreichend hoher Menge zu geben.

Männer:

Gibt es so etwas wie das Klimakterium des Mannes?

Ja, auch Männer kommen in die Jahre, mitunter auch spürbar in die Wechseljahre. Während dieser Lebensabschnitt der Frau seit Langem untersucht und bei Beschwerden auch behandelt wird, ist die Erkenntnis, dass auch Männer Wechseljahre haben, die sogenannte Andropause, noch sehr jung.

Was sind bei Männern die häufigsten Symptome, die auf ein Hormonungleichgewicht hinweisen?

Depressionen, das Gefühl, dass das Leben keinen Sinn (mehr) hat, Schlafstörungen, nachlassende Leistungsfähigkeit, Blutdruckschwankungen, Denk- und Merkstörungen, Herzbeschwerden, Herzrhythmusstörungen, Libidoverlust, Erektionsstörungen und Gewichtszunahme sind nur einige mögliche Erscheinungen, die mit der Umstellung des Hormonhaushaltes zu tun haben können.

Ist Progesteron ein Hormon speziell für Frauen?

Das Hormon Progesteron ist kein „weibliches" Hormon, sondern kommt bei beiden Geschlechtern vor, wenn auch in unterschiedlichen Mengen. Männer produzieren es in den Nebennieren und in den Hoden. Es wirkt sich nicht verweiblichend auf den männlichen Körper aus.

Welche Hormondefizite kommen beim Mann am häufigsten vor?

Das ist sehr unterschiedlich. Behandelt werden kann mit allen naturidentischen Hormonen: Testosteron, DHEA, Östrogen, Progesteron, je nach Beschwerden.

Gibt es auf natürlichem Weg etwas, das bei Impotenz hilft?

Es empfiehlt sich einen Speicheltest zu machen und den Ausgleich des eventuell vorhandenen Hormonungleichgewichts mit naturidentischen Hormonen anzustreben. So kann sich die Erektionsfähigkeit wieder verbessern, oft fehlen außerdem Vitamine, Mineralien und Spurenelemente.

Warum treten gehäuft Prostatabeschwerden auf?

Gutartige Vergrößerungen der Prostata sind bei Männern im Alter ab 50 Jahren ein häufiges Problem. Es hängt mit der veränderten Hormonlage zusammen. Sind Östrogene (auch die gibt es bei Männern), Progesteron und Testosteron im Gleichgewicht, werden Prostataprobleme verhindert oder bilden sich zurück. Somit ist eine ausgeglichene Hormonlage auch ein Schutz vor Prostatakrebs.

Was können naturidentische Hormone in der Andropause bewirken?

Sie lindern die Beschwerden der Andropause, wie Probleme beim Wasserlassen (Miktionsbeschwerden), wirken psychisch ausgleichend und stabilisierend und als natürliches Antidepressivum, normalisieren die Blutgerinnung, reduzieren die Gefahr von Schlaganfall und Embolien. Sie verbessern die Schilddrüsenfunktion, da sie die Hormonverwertung verbessern, und helfen Fett in Energie umzuwandeln, sie wirken ausschwemmend und regulieren so Ödeme und hohen Blutdruck, stärken Gefäßwände und verbessern Venenbeschwerden. Sie schützen vor Krebs (u.a. Prostatakrebs), vor Herzerkrankungen, verbessern die Konzentration und die Gedächtnisleistung, den Schlaf und die Schlafqualität, die Erektionsfähigkeit, wirken knochenaufbauend und bessern so Osteoporose und haben im Gegensatz zu künstlichen Hormonen keine unerwünschten Wirkungen und keine Kontraindikationen.

Hat mein Brustansatz etwas mit Hormonen zu tun?

Ja, höchstwahrscheinlich liegen zu viele Östrogene vor und das Verhältnis der Hormone allgemein ist gestört.

Fragen zu Krankheiten und Beschwerden, die auf ein Hormonungleichgewicht zurückzuführen sind:

Frauen und Männer:

Was tun gegen Osteoporose? Kann man hier mit natürlichen Hormonen helfen?

Ja, Progesteron ist zur Vorbeugung und zur Heilung von Osteoporose sehr wichtig, DHEA scheint ebenfalls eine wichtige Rolle zu spielen. Natürlich gehören Bewegung, eine basische Ernährung und einige Vitamine, Mineralien und Spurenelemente auch dazu.

Kann man bei Unfruchtbarkeit etwas tun?

Bei Formen der Unfruchtbarkeit, die auf einen zu niedrigen Progesteronspiegel zurückzuführen sind, kann ein Ausbalancieren der Hormone sicher helfen.

Hat meine fehlende Libido etwas mit einem Hormonungleichgewicht zu tun?

Ja, sowohl Progesteron wie auch DHEA und Testosteron sind daran beteiligt.

Können natürliche Hormone den Alterungsprozess verlangsamen?

Neben einer Therapie mit naturidentischen Hormonen hält die ganzheitliche, natürliche Medizin eine Reihe von Methoden bereit, mit denen ein gesunder Alterungsprozess begleitet werden kann. Wenn die Progesteron- und DHEA-Werte zu niedrig sind, hat dies Einfluss auf den Alterungsprozess und kann behandelt werden. Die Regulierung des Säure-Base-Haushaltes, Entgiftungs- und Entschlackungstherapien zum Beispiel nach Ayurveda oder eine Dr. F. X. Mayr-Kur hat ebenso wie gesunde Ernährung, genug Wasser trinken und ausreichende Bewegung einen nachweisbaren Einfluss. Sinnvolle Nahrungsergänzungen, besser als Orthomolekulare Substanzen oder als Zellstoffmedizin bezeichnet, haben in der Zeit ebenfalls einen großen Stellenwert.

Sind Gelenkschmerzen immer Arthrosen?

Nein, oft sind sie hormonell bedingt.

Kann ich mit einer Behandlung durch natürliche Hormone meine Stimmungen in den Griff bekommen?

Ja, bei Depressionen ist das Östrogen zu hoch oder zu niedrig, beides kann Depressionen verursachen, DHEA kann fehlen und das Cortisol zu niedrig oder zu hoch sein. Ein Progesteronmangel ist (fast) immer vorhanden.

Was kann ich tun, um endlich wieder gut zu schlafen?

Machen Sie einen Speicheltest und gleichen Sie dann Ihr vermutlich bestehendes Hormonungleichgewicht aus.

Was gibt es bei einem hohen Cholesterinspiegel zu beachten?

Der hohe Cholesterinspiegel zeigt nur ein bestehendes Ungleichgewicht anderer Stoffe. Cholesterin ist die Vorläufersubstanz der Geschlechtshormone. Ein Anstieg des Cholesterins hat immer auch mit einem hormonellen Ungleichgewicht zu tun. Sinnvollerweise sollten erst die Hormone wieder ins Gleichgewicht gebracht werden, bevor ein zu hoher Cholesterinspiegel behandelt wird.

Frauen:

Ich leide unter PMS, was würden Sie mir raten?

Machen Sie einen Speicheltest in der zweiten Zyklushälfte (22. Zyklustag +/- zwei Tage), wobei der erste Blutungstag als erster Zyklustag gerechnet wird. Wenn ein niedriger Progesteronspiegel getestet wird, kann Progesteron helfen.

Zur Behandlung von PMS wird Progesteron nur in der zweiten Zyklushälfte angewendet. Manchmal ist es hilfreich, mit einer sehr niedrigen Dosis am 14. Tag zu beginnen und jeden Tag die Dosis zu erhöhen, sodass die höchste erlaubte Dosierung kurz vor der Menstruation angewandt wird. Als krampflösendes Mittel ist Magnesium sehr empfehlenswert. Zink, Vitamin B_6, B_3, Vitamin C und E und Pflanzenextrakte vom Mönchspfeffer (*Agnus castus*) oder Nachtkerzenöl können ebenfalls sehr hilfreich sein.

Kann natürliches Progesteron bei Endometriose helfen?

Ja, es verbessert die Beschwerden.

Hat meine häufig wiederkehrende Migräne etwas mit meinem Hormonhaushalt zu tun?

Ja, Kopfschmerzen und Migräne haben häufig die Ursache in einer Östrogendominanz, also einem Progesteronmangel, bei Frauen speziell prämenstruell, also kurz vor der Regelblutung.

Kann natürliches Progesteron nach einer Brustkrebserkrankung verwendet werden?

Eine 30 Jahre dauernde Studie der anerkannten Johns Hopkins University in Amerika ergab, dass Frauen mit einem Progesteronmangel 5,4-mal brustkrebsgefährdeter und zehnmal allgemein krebsgefährdeter waren (Am. J. Epidem. 2, p.114, 1981). Dies stellt einen weiteren Beweis für die krebsschützenden Eigenschaften von Progesteron dar. Und schließlich zeigt eine französische Studie (Fertility and Sterility 63: 785-91), dass Progesteron die Zellteilungsrate in den Brustdrüsenzellen senkt.

Kann natürliches Progesteron nach einer Hysterektomie (Gebärmutterentfernung) sinnvoll sein?

Ja, Progesteron ist unverzichtbar für den Körper, egal ob mit oder ohne Gebärmutter. Es ist eine wichtige Osteoporosevorsorge und schützt vor Brustkrebs, erhält uns gesund und unser biologisches Gleichgewicht im Körper aufrecht.

Muss ein Carpaltunnelsyndrom (CTS) wirklich operiert werden?

Nein, sinnvoll ist es, erst einmal das vermutlich bestehende hormonelle Ungleichgewicht zu beheben.

Kann man durch natürliche Hormone Brustkrebs vermeiden oder zumindest vorbeugen?

Ja, mit natürlichem Progesteron. Neue französische Studien kommen zu der Erkenntnis, dass Frauen mit einem ausreichenden Progesteronspiegel deutlich seltener Brustkrebs bekommen.

Seitdem ich die Hormonspirale habe, geht es mir nur noch schlecht. Gibt es einen Zusammenhang?

Ja, natürlich. Durch das künstliche Hormon in der Spirale wird die Progesteronprodukution unterdrückt, und da Progesteron ein sehr vielseitiges Hormon ist und für viele Aufgaben gebraucht wird, kann es zu den verschiedensten Beschwerden wie Schlafstörungen, Brustspannung, Wassereinlagerungen, Gewichtsveränderungen, Migräne, depressiven Verstimmungen bis hin zu Depressionen, Angst- und Panikattacken, aber auch zu Muskel- und Gelenkschmerzen, erhöhter Anfälligkeit für Infekte und vieles andere mehr kommen.

Was halten Sie von der Drei-Monatsspritze?

Nichts! Künstliche Stoffe, die mindestens drei Monate lang die körpereigene Hormonproduktion und damit den gesamten Stoffwechsel verändern, können nicht gut sein.

Was kann ich gegen meine unnatürliche Gesichtsbehaarung machen?

Progesteron ist ein Vorläufer anderer wichtiger Steroidhormone. Wenn nun zu wenig oder kein Progesteron mehr hergestellt wird, gehen die Nebennieren dazu über, die benötigten Hormone aus einem anderen Hormonvorläufer, dem DHEA herzustellen. Dies führt zu vermehrter Bildung männlicher Hormone, die normalerweise bei Frauen nur in kleinen Mengen gebildet werden.

Nebeneffekte können sich in einem haarigen Kinn, stark behaarten Beinen oder einem Verlust von Kopfhaar zeigen. Eine Behandlung mit natürlichem Progesteron kann meist helfen.

Sonstige Fragen:

Gibt es Medikamente, die Wirkung auf das hormonelle Gleichgewicht haben?

Ja, zum Beispiel die „Pille", Hormonspiralen, Verhütungsringe, Drei-Monatsspritzen, Diuretika, Magensäureblocker, Betablocker, synthetisches Kortison, Cholesterinsenker, Schilddrüsenmedikamente und viele andere mehr.

Wirkt eine Hormoncreme nur örtlich?

Viele Rezepturen für sogenannte Anti-Aging-Cremes basieren auf der Annahme, dass sie nur örtlich wirken. Durch die jahrelange Erfahrung mit Speicheltests zeigt sich, dass sie sehr wohl ihre Wirkung im gesamten Körper entfalten und damit auch zu unerwünschten Wirkungen führen können.

Meine Hormonspirale soll nur örtlich wirken. Stimmt das?

Sicher nicht, wie viele leidvolle Beispiele zeigen. Durch die jahrelange Erfahrung mit Speicheltests zeigt sich, dass Hormone, die aus der „Spirale" freigesetzt werden, ebenfalls ihre Wirkung im gesamten Körper entfalten können.

Was kann ich tun, um länger leistungsfähig und potent zu bleiben?

Das Geheimnis einer erfolgreichen Behandlung heißt: Natürliche, bioidentische Hormone zum Ausgleich des bestehenden Hormondefizits.

AUSSAGEN VON PROF. DR. DR. JOHANNES HUBER,
PROFESSOR FÜR GYNÄKOLOGIE UND ENDOKRINOLOGIE
AN DER UNIVERSITÄT IN WIEN

„Durch eine Progesteron-Substitution können nicht nur depressive Verstimmungen, sondern auch die prämenstruelle Migräne und manche Formen der Epilepsie geheilt werden."

...

„Auch Gelenkschmerzen, die perimenopausal auftreten, können Ausdruck des sinkenden Hormonspiegels sein."

...

„Es wird zur Diskussion gestellt, ob es sinnvoller ist, Psychopharmaka, Schmerzmittel und Lipidsenker zu verschreiben, als jenes Hormon, dessen Fehlen depressive Verstimmungen, eine Hypercholesterinämie (etc) verursacht."

...

„Der protektive Effekt der Sexualhormone am Knochen, an der Haut, an den Haaren, den Sinnesorganen und am Beckenboden, beziehungsweise an der Blase ist bewiesen."

...

„Allerdings sind diese Wirkungen des natürlichen Progesterons nicht bei jedem Gestagen (Progestin), das im Handel ist, vorhanden."

Quelle: Update Fakt & Figures, Internationale Zeitschrift für ärztliche
Fortbildung, Gynäkologie & Endokrinologie, Nr.24/Dezember 2001

Literatur

Berkson, D. Lindsey: „Hormone Deception –How Everyday Foods and Products are Disrupting your Hormones", Contemporary Books, USA, 2000

Buchner, Elisabeth: „Wenn Körper und Gefühle Achterbahn spielen ...", Elisabeth Buchner FVB Verlag, Kleinsendelbach, März 2000

Burnett, Dr. J. Compton: „Organerkrankungen bei Frauen", Schriftenreihe der Clemens von Bönninghausen-Akademie, Band 9, Verlag Müller & Steinicke, München, 1993

Burnett, Dr. J. Compton: „Die Wechseljahre der Frauen", Schriftenreihe der Clemens von Bönninghausen-Akademie, Band 9, Verlag Müller & Steinicke München, 1993

Challem, Jack: „The ABC´s of Hormones", Keats Publishing, USA, 1999

Dalton, Dr. med. Katharina: "The PMS-Bible", Verlag Vermilion, 2. Auflage, 2000

Dalton, Dr. med. Katharina: „Once a month –Understanding and treating PMS", Hunter House Inc. Publishers, Alameda USA, 1999

Dalton, Dr. med. Katharina, MD: „Mütter nach der Geburt, Wege aus der Depression", Ratgeber Fischer Verlag, Frankfurt, 1992

Dubben, Heike: „Die ganzheitliche Frauenapotheke: Natürliche Selbsthilfe für Frauen mit dem Besten aus Homöopathie, anthroposophischer Medizin und Naturheilkunde" von Books on Demand (2008)

Elkins, Rita: „Wild Yam – Nature´s Progesterone", Woodland Publishing, USA, 1999

Freundl, Prof. Dr. med. Günter; Tigges, Dr. Jürgen: „Gynäkologische Endokrinologie für die Praxis", Fischer Verlag Jena, 1995

Friedinger, Martina und Michael: „Entgiftung durch Pflanzen nach David Sandoval", Verlag Denkmayer, 2003

Friedinger, Martina: „Hippokrates Nahrung – Die Lebenskraft in Gräsern, Algen und Keimen", Verlag Denkmayer, Linz 2007

Fournier et al.: „Breast cancer risk in relation to different types of hormone replacement therapy in the E3N-EPIC cohort", Int. J. Cancer 2005 Apr 10; 114 (3): 448-54.

Gaby, Dr. Alan: „Preventing and Reversing Osteoporosis" Prima Lifestyles, 1995

Hahnemann, Dr. Samuel „Organon der Heilkunst – Aude sapere. Hrsg. Richard Haehl, Haug Verlag, Heidelberg, 1993

Hartenbach, Prof. Dr. med. Walter: „Die Cholesterinlüge", Herbig Verlag, 2008

Huber, Prof. Dr. med. Johannes: „Die Gesundheit der Frau, warum Frauen länger leben", Verlag Carl Huber Überreuther Wien, 2008

Huber, Prof. Dr. med. Johannes: „Die Hormontherapie", Ariston Verlag Genf/München, 1993

Huber, Prof. Dr. med. Johannes: „Die Hormontherapie", Heyne Bücher München, 1995

Huber, Prof. Dr. med. Johannes: „Endokrine Gynäkologie, Einführung in die frauenspezifische Medizin", Verlag Wilhelm Maudrich, Wien-München-Bern, Wien, 1998

Huber, Prof. Dr. med. Johannes: „Hormontherapie – Wie Hormone unsere Gesundheit schützen", Heinrich Hugendubel Verlag, Kreuzlingen/München, 2007

Huber, Prof. Dr. med. Johannes: „Individuelle Hormonersatztherapie", Uni Med Verlag, Bremen/London/Boston, 2002

Huber, Prof. Dr. med. Johannes; Gregor, Elisa: „Die Kraft der Hormone", Knaur Ratgeber Verlage, 2005

Huber, Prof. Dr. med. Johannes; Gregor, Elisa: „Die Männer-Macher – Die sensationelle Wirkung der Hormone auf Vitalität, Potenz und gutes Aussehen", Midena Verlag München, 2001

Huber, Prof. Dr. med. Johannes; Schindler, Prof. Dr. med. A.E.: „Die Frau im Klimakterium – eine ganzheitliche Betrachtung", 1995 by Rhone-Poulenc Rorer GmbH, Köln

Humble, Jim: „MMS: Der Durchbruch", Mobiwell Verlag, Potsdam, 2007

Jacobi, Günther H. Biesalski, Hans-Konrad und Gola, Ute: „Anti-Aging für Männer, Strategien für den ganzen Mann", Thieme-Verlag, Stuttgart, 2004

Klentze, Dr. med. Michael: „Für immer jung durch Anti-Aging", Ehrenwirth Verlag, München, 2001

Lee John R. MD: „What your Doctor may not tell you about Breast Cancer, How Hormone Balance May save Your Life", HarperCollins Publishers, London, 2002

Lee, Dr. med. John R.: „Natürliches Progesteron – Ein bemerkenswertes Hormon", AKSE-Verlag, Oberhaching/München, 4. Auflage, 2007

Lee, Dr. med. John R.: „Progesteron Therapy for Men" by Hormons Etc., Phönix, USA, 2003

Lee, Dr. med. John R.; Buchner, Elisabeth: „Wie Männer stark bleiben", Familien Verlag, 2005

Lee, Dr. med. John R.; Hopkins, Virginia: „Hormone Balance Made Simple", Warner Books, New York, 2006

Lee, Dr. med. John R.; Hopkins, Virginia: „What your Doctor may not tell you about Menopause", Warner Books, New York, 1996

Lee, John R. MD: „What your Doctor may not tell you about Premenopause, Balance your Life from thirty to fifty", Warner Books, New York, 1999

Lippegaus, Olaf; Prokscha, Sabine; Thimme, Corinna: „Verharmloste Gefahren, Krebs durch Hormonbehandlung", ZDF, Sendung vom 16.06.2009

Lipton, Bruce H., Ph.D.: „Intelligente Zellen – Wie Erfahrungen unsere Gene steuern", Koha Verlag, Burgrain, 2009

Love, Dr. med. Susan M.: „Das Hormonbuch – was Frauen in den Wechseljahren wissen sollten", Fischer Taschenbuch Verlag, Frankfurt/Main, 4. Auflage, 2002

Nachtigall, Dr. med. Lila: „Östrogen", Irisana, Verlag Heinrich Hugendubel, München, 2002

Platt, Dr. med. Michael: „Die Hormon Revolution", VAK Verlag, Kirchzarten bei Freiburg, 2009

Randolph, Dr. med C.W.; James, Genie: „From Hormone Hell to Hormone Well – Discover Human-Identical Hormones as a safe and effective treatment", Published by The Natural Hormone Institute of America Inc., 2004

Riedweg, Dr. med. Franz: „Hormonmangel" Theorie und Praxis der pflanzlichen Hormondrüsenstimulation, Sonntag Verlag, Stuttgart, 1998

Rimkus, Dr. med. Volker: „Der Mann im Wechsel seiner Jahre, Lebenslust statt Lebensfrust", Verlag Arche Noah, Oster-Schnattebüll, 2000

Rimkus Volker, Dr. med.: „Die Rimkus Methode – für den Mann", Hochschulverlag, 2006

Rimkus Volker, Dr. med.: „Die Rimkus Methode – für die Frau", Hochschulverlag, 2006

Risch, Gerhard: „Homöopathie ist (k)eine Kunst", Verlag Müller & Steinicke, München, 1994

Risch, Gerhard: „Homöopathik", Pflaum Verlag, München, 1993

Rushton, Anna; Bond, Dr. med. Shirley: „Natürliches Progesteron – Fragen und Antworten", TB Goldmann Verlag, 3. Auflage, 2000

Ryneveld, Edna: „Unbeschwerte Wechseljahre – Geheimnisse der Naturheilmethode (Homöopathie und biologische Medizin), Haug Verlag, Heidelberg, 1997

Sander, Dr. Friedrich F. „Der Säure-Basenhaushalt des menschlichen Organismus" 3. Auflage, Hippokrates Verlag, Stuttgart, 1999

Scheuernstuhl, Dr. med. Dipl. Psych. Annelie: „Ein Ausweg aus dem Hormondilemma – Natürliches Progesteron", BIO-Heft 2/2006 BIO Ritter Verlag, 82327 Tutzing

Servan-Schreiber, Dr. med. David: „Das Anti-Krebs-Buch", Verlag Antje Kunstmann GmbH, München 2008

Servan-Schreiber, Dr. med. David: „Die Neue Medizin der Emotionen", Goldmann Taschenbuch, München, 2004

Shealy, Dr. med. C. Norman: „Natural Progesterone Cream – Safe and Natural Hormone Replacement", Keats Publishing, USA 1999

Umbreit, Dr. med. Klaus: „Männlichkeit & Hormone", Cavallier Verlag, Overath, 2000

Wiley, T.S.; Taguchi, Dr. med. Julie: „Sex, Lies and Menopause – The shocking Truth About Synthetic Hormones and the Benefits of Natural Alternatives", HarperCollins Books, New York, 2003

Worlischek, Michael: „Praxis des Säure-Basen-Haushaltes; Grundlagen und Therapie", Haugg Verlag, Stuttgart, 6. Auflage, 2007

Worlischek, Michael; Mayr, Peter: „Der Säure-Basen-Einkaufsführer, TB, Haugg Verlag, Stuttgart 2001

Wright, Dr. Jonathan V.; Morgenthaler, John: „Natural Hormone Replacement – For Women over 45", Smart Publikation, USA, 1997

Wright, Jonathan MD & Lenard, Lane PhD:„Stay young and sexy with Bio-Identical Hormone Replacement"Smart PublicationsPetaluma, CA 94955, publishes 1st Edition 2010

Auf den unten stehenden Websites finden Sie eine Liste von ÄrztInnen, HeilpraktikerInnen und Apotheken aus Deutschland, Österreich und der Schweiz, die Erfahrung mit der Behandlung und Herstellung von bioidentischen Hormonen haben. Wir möchten darauf hinweisen, dass die Behandlungsweise der TherapeutInnenen von den Empfehlungen, die in dem Buch „Natürliche Hormontherapie" stehen, abweichen kann. Die Liste wird stetig auf den neusten Stand gebracht, erhebt aber keinen Anspruch auf Vollständigkeit. Bitte beachten Sie, dass es sich bei den meisten der genannten Adressen um Privatpraxen handelt.

www.dr-scheuernstuhl.de
www.hormony.de

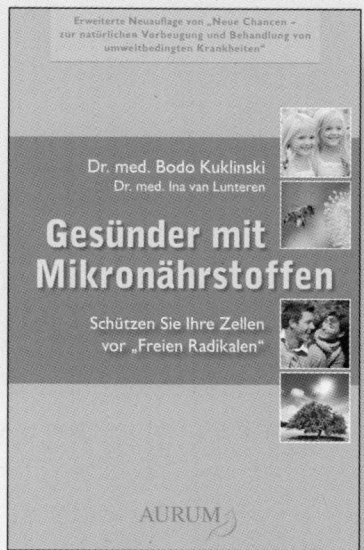

Dr. med. Bodo Kuklinski
Dr. med. Ina van Lunteren

Gesünder mit
Mikronährstoffen
Schützen Sie Ihre Zellen
vor „Freien Radikalen"

376 Seiten, Broschur
ISBN 978-3-89901-386-3

Ein Buch voll lebenswichtiger Informationen zu Mikronährstoffen, die unsere Zellen vor Umweltgiften schützen. Mit großer Fachkenntnis vermitteln Dr. Bodo Kuklinski und Dr. Ina van Lunteren dem Leser Hilfe zur Selbsthilfe und zeigen einen eigenverantwortlichen Umgang mit Vitaminen, Mineralien und Spurenelementen, die helfen können, Umweltgifte zu neutralisieren und den Körper gesund und vital zu erhalten.

AURUM
www.aurum.de

Altes Wissen NEU! **Wilde Freiheit**
Meditation Kreativität Spirituelle Lebenspraxis
Eltern&Kinder Gesundheit
Universelles **AURUM** Sinnfindung
Bewusstsein Yoga **Mystik**
Persönlichekeitsentwicklung Hochsensibilität
Buddhismus Heute! **Weisheit der Natur**
Traditionelle Wege Big Mind

Mit Liebe fürs Detail und für die Umwelt

Bei der Auswahl der Inhalte, die wir präsentieren, achten
wir auf Originalität, Kompetenz, Praxisrelevanz und Qualität.
So können wir mit Herz und Seele hinter unseren Büchern,
Hörbüchern, Filmen und den anderen Produkten stehen, die
wir mit viel Liebe und Aufmerksamkeit bis ins letzte Detail
fertigen.

Wir leisten einen aktiven Beitrag zum Umweltschutz und
verbrauchen nur wirklich notwendige Ressourcen — so
sparsam wie möglich. Wir arbeiten ausschließlich mit 100 %
Recyclingpapieren und setzen auf kurze Transportwege
(u.a. Fertigung unserer Produkte in Deutschland).

Inspirationen, interessante und wertvolle Neuigkeiten,
Wahres, Schönes & Gutes sowie wichtige Termine
können Sie regelmäßig in unserem Newsletter erfahren
oder hier: **www.facebook.com/weltinnenraum**

weltinnenraum.de

J.Kamphausen | Mediengruppe